神奇的人体

今さら聞けない人体の超基本

图解人体的惊人结构

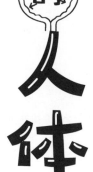

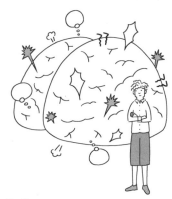

[日] 工藤孝文 —— 主编

李飞菲 —— 译

电子工业出版
Publishing House of Elec
北京 · BEIJING

序言

感谢你在茫茫书海中选择本书。

你对"人体"这个话题很感兴趣吧?

不久前,我因录制节目、出诊等繁忙的工作而身心崩溃。那时我才恍然大悟,原来我的身体早已在不知不觉中超负荷运转了。更痛苦的是,即使恢复到像从前一样的生活状态,我也无法掌控自己的身心。作为一名内科医生,我每天都要接触众多患者,那次崩溃的经历让我开始重新审视自己的健康。

新冠病毒的出现,让很多人感受到面对未知病毒的恐惧。为了保护自己和家人的健康,此前从未重视过感冒等疾病的人们也开始重视防护,并开始重新审视自己的身体状况。有人通过减肥和居家健身来应对隔离生活带来的压力、运动不足及肥胖问题;也有人因为意外受伤或怀孕、生产等,第一次深刻感受到身体健康的重要性。

本书第1章通过解析人体结构和生理功能，使你全面了解自己的身体；第2章重点介绍了常见疾病、不适症状和损伤，帮你洞悉身体内部发生的种种变化；第3章提供塑造理想身材的基础知识，传授健康减脂及力量训练的技巧；第4章使用图表生动展示了心理状态对身体的影响机制，揭开身心关系奥秘的神秘面纱。

希望你通过阅读本书加深对人体的理解，从而促进人际关系的和谐。也许有人会问，人体和人际关系有何关联呢？本书系统介绍了身体的性别差异、衰老带来的身体变化、体质差异等可能导致的身体问题。例如，如果夫妻双方能够了解对方的身体状况，就更能体谅对方；同事之间也能够通过关注对方的身体状况而互帮互助。

期待本书不仅能帮助你塑造健康的身体，而且能提升你对自我身心状态的掌控能力，助力你建立和谐的人际关系。

工藤孝文

目 录

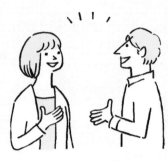

第 **1** 章
Chapter 1

不可思议的人体

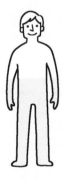

创造生命的器官

第**2**章
Chapter 2
身体的不适症状和疾病

第**3**章

Chapter 3

塑造理想的身材

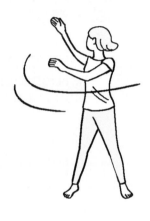

第**4**章

Chapter 4

心理与身
体的关系

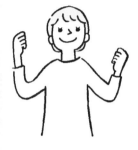

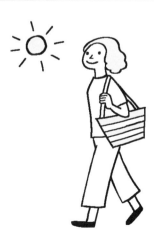

认识身体就是
了解自己与对方

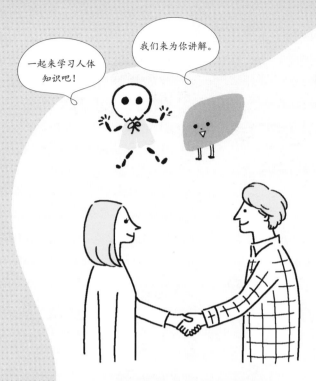

一起来学习人体知识吧！

我们来为你讲解。

从出生到死亡，我们一生都要与自己的身体为伴。了解身体，就能更好地与自我相处。认识身体，不仅有利于保持健康，而且有助于我们理解他人，从而建立良好的人际关系。

增进男性与女性的相互理解

除了外表差异，男女的身体在肌肉含量、骨骼及激素等方面也存在许多差异，由此引发的两性常见疾病和不适症状也各不相同。了解对方的身体，有助于增进互相理解。

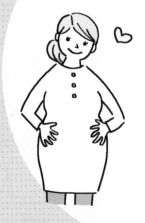

理解孕妇的艰辛

规律的月经是女性妊娠的必备条件。了解精子和卵子结合产生新生命的奇妙过程、妊娠对母体的影响及分娩过程等，可以帮助人们理解孕妇所承受的艰辛。

体会患者的痛苦

由于体质、体形、性别和年龄的差异，疾病或不适症状的严重程度和发病时间因人而异。了解自己未曾患过的疾病和症状，能够增强对他人病痛的理解。

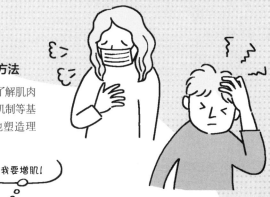

掌握塑造理想身材的方法

想要增肌减脂，首先要了解肌肉结构、营养膳食及人体运行机制等基本知识，这样才能更高效地塑造理想身材。

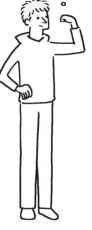

好想瘦下来!

我要增肌!

了解调整心态的方法

精神压力和心理负担是无形的。许多不明原因的身体不适和症状可能都来自心理问题。了解心理与身体的关系，能够更好地调整自己的心态。

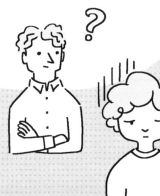

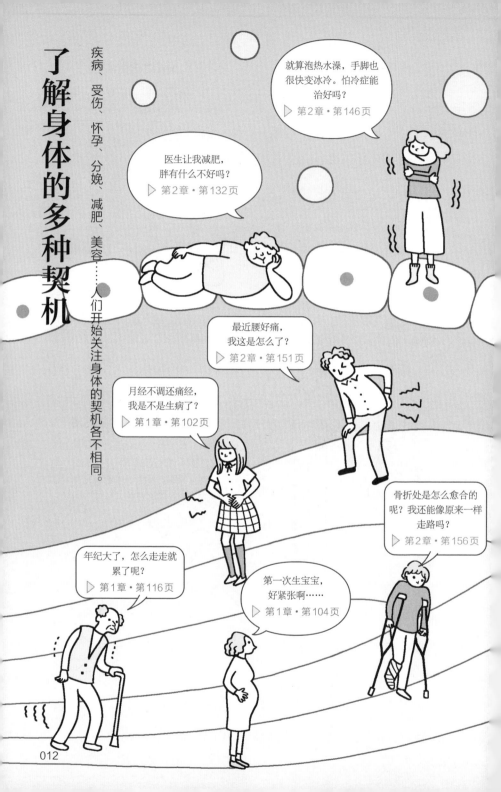

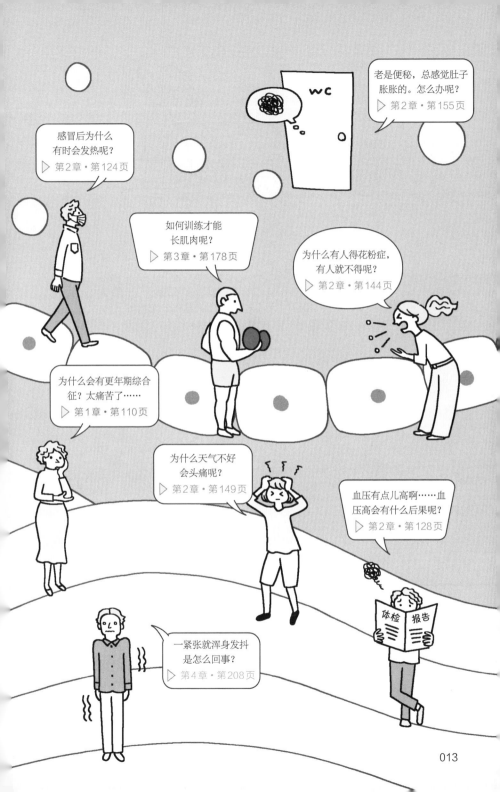

身体与历史

从古至今，随着医学的发展和文化的进步，人们了解身体的内部状态及认识身体的方式发生了哪些变化？

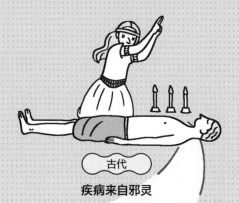

古代

疾病来自邪灵

在古埃及和美索不达米亚文明中，人们认为疾病是由邪灵和已故先人的诅咒引起的。除了处理伤口和进行药物治疗，向神明祈祷也是一种治疗方式。

公元前

疾病和不适症状源自身心失衡

在中国、古印度和古希腊等地医学萌芽，人们普遍认为心态平和及饮食均衡对保持身体健康十分重要，一旦失去平衡，就会引发疾病。

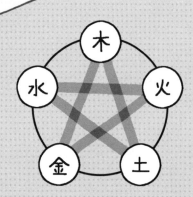

7～9世纪

医学地位确立，医院正式开设

在此之前，人们在神殿和修道院集中为患者和伤者进行治疗。从这一时期开始，专门用于治疗的设施——医院诞生了。医学地位得到确立，能够学习医学的医科学校也出现了。

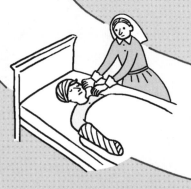

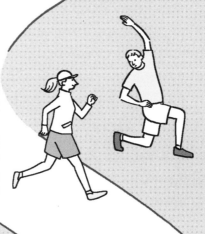

20～21世纪

重视心理健康，迈向百岁时代

一方面，重视心理健康的精神医学在现代取得长足发展，发达国家人口寿命不断延长。另一方面，暴饮暴食引发的肥胖及生活方式病成为新的问题，人们开始为健康寿命做出努力。此外，用于对抗衰老及解决容貌焦虑的美容整形项目开始走入大众生活。

18～19世纪

科技进步，医学发展

随着科技的迅猛发展，疫苗、麻醉及X射线等相继问世，医学取得飞跃性进展。自14世纪以来就困扰医生的鼠疫和天花等致命疾病找到了治疗方法。此外，细菌的发现也否定了"瘴气说"（过去人们认为疾病来自脏水和空气）。

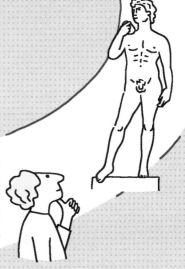

14～17世纪

人体解剖学融入艺术表现

在文艺复兴时期，人体解剖学得以迅速发展，人们开始对人体结构产生兴趣。也是在这一时期，人们开始详细描绘内脏、肌肉、骨骼、脑和消化系统等人体器官。同时，此前羞于展示的裸体开始作为艺术表现形式得到关注，许多艺术家创作了相关主题的雕塑和绘画作品。

为了身体健康，
我们所做的努力

每周 3 次有氧运动——晚饭后骑自行车

每周我会骑 3 次自行车。不是健身自行车，而是将公路自行车安装在智能骑行台上，对速度、每分钟踏动次数、心率等进行测量和训练。这已经成为我晚饭后的一种享受。

插画师·秋叶秋子

摄入营养补充剂和蛋白质，一周健身 6 天是我的日常

每天早上我都会在固定时间服用必需氨基酸营养补充剂，还要吃两根香蕉防止低血糖。在运动方面，每周至少去健身房训练 6 天，外加游泳 3 天。运动后 45 分钟内我会吃蛋白粉和鸡肉等动物蛋白及纳豆、豆腐。

销售·小山步

避免身心疲惫

为了调整身心状态，我们应该自我接纳和回馈社会。我们需要在日常生活中开始有意识地进行这些活动，避免身心疲惫。

主编·工藤孝文

轻食作晚餐，低脂少量

我的胃不好，很容易胃胀，所以在睡前基本不吃东西。自从体检时发现自己是高胆固醇易感体质后，我就非常注意避免摄入过多脂肪。

编辑·藤门杏子

多吃富含膳食纤维的食物

为了缓解便秘，我会多吃富含膳食纤维的食物。深受便秘之苦的我，每天都在研究吃什么能更好地排便。我发现多吃富含膳食纤维的食物能够有效减重。

设计师·春日井智子

每周 1 次慢跑

我每周至少跑步 1 次，通常按照固定路线跑 6 千米左右。

销售·酒井清贵

第 1 章

不可思议的人体

肌肉、骨骼、内脏、血管……
从出生到死亡，人体依赖于全身各个器官
的运作来维持生命。
一起来看看人体的构造和运作机制吧！

不可思议的人体

身体内部到底发生了什么

人体时刻在消耗能量

人体需要能量来维持生命。能量来自食物中的营养物质与呼吸所得的氧气之间的化学反应。这些反应产生的能量进一步分解后被人体消耗，这一系列体内化学反应被称为新陈代谢。无论在清醒还是睡眠状态下，人体都会进行新陈代谢。即使在睡眠时，身体也会自动工作以维持正常的体温、呼吸和血压，并消耗能量。因此，7~8小时的睡眠相当于跑步30~40分钟，大约消耗350~400卡路里的能量。

睡眠状态下

睡觉时，我们的身体在进行哪些活动呢？

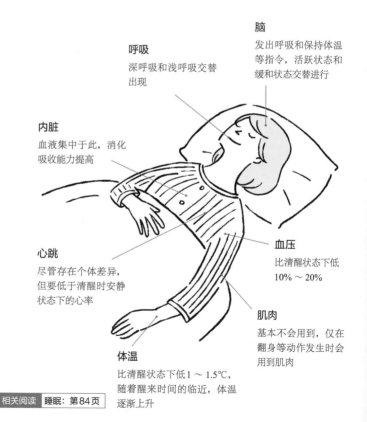

呼吸
深呼吸和浅呼吸交替出现

脑
发出呼吸和保持体温等指令，活跃状态和缓和状态交替进行

内脏
血液集中于此，消化吸收能力提高

心跳
尽管存在个体差异，但要低于清醒时安静状态下的心率

血压
比清醒状态下低10%~20%

肌肉
基本不会用到，仅在翻身等动作发生时会用到肌肉

体温
比清醒状态下低1~1.5℃，随着醒来时间的临近，体温逐渐上升

相关阅读 睡眠：第84页

人体会在无意识中进行各种活动，24小时不停运转。例如，进食后肠胃开始消化；当有异物入侵时，身体会打喷嚏将其排出体外或调动免疫细胞开始工作；当你感觉身处危险之中或周围温度发生变化时，自主神经和激素会发挥作用，将体温和体内水分保持在一定范围内以维持生命。可见，我们的身体结构是多么的精妙。

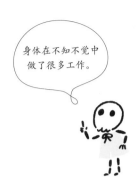

身体在不知不觉中做了很多工作。

清醒状态下

白天在安静状态下，身体内部在进行哪些活动呢？

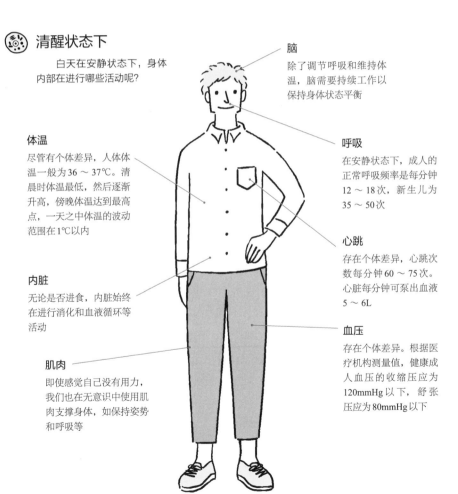

脑
除了调节呼吸和维持体温，脑需要持续工作以保持身体状态平衡

体温
尽管有个体差异，人体体温一般为 36 ～ 37℃。清晨时体温最低，然后逐渐升高，傍晚体温达到最高点，一天之中体温的波动范围在1℃以内

呼吸
在安静状态下，成人的正常呼吸频率是每分钟12 ～ 18次，新生儿为35 ～ 50次

心跳
存在个体差异，心跳次数每分钟60 ～ 75次。心脏每分钟可泵出血液5 ～ 6L

内脏
无论是否进食，内脏始终在进行消化和血液循环等活动

肌肉
即使感觉自己没有用力，我们也在无意识中使用肌肉支撑身体，如保持姿势和呼吸等

血压
存在个体差异。根据医疗机构测量值，健康成人血压的收缩压应为120mmHg 以下，舒张压应为80mmHg 以下

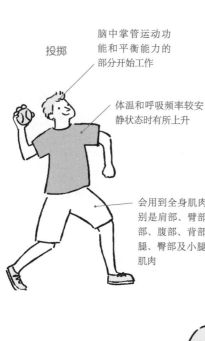

投掷

脑中掌管运动功能和平衡能力的部分开始工作

体温和呼吸频率较安静状态时有所上升

会用到全身肌肉，特别是肩部、臀部、胸部、腹部、背部、大腿、臀部及小腿后侧肌肉

走路

脑中掌管运动功能的部分开始工作

体温和呼吸频率较安静状态时有所上升

走路时以大腿、臀部、小腿后侧及腹部等下半身肌肉为主，会用到全身70%～80%的肌肉

交谈

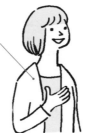

脑中负责语言表达及语言理解能力的语言中枢发挥作用

根据不同的谈话内容及对象，会出现体温上升、呼吸频率增加的现象

主要使用眼睛、脸颊和口周等面部肌肉和舌肌

进食

脑中掌管味觉、嗅觉、视觉等的感觉中枢开始工作，感受食物的味道

餐后20分钟血糖水平开始上升，分泌饱腹感激素——瘦素

咀嚼和吞咽动作主要使用颌部和舌部肌肉

开始进食后，体温也随之上升，身体反应因食物不同而变化

食物经过食管到达胃部，胃开始消化工作

看电影

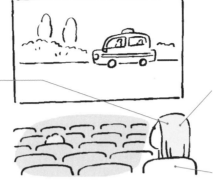

当你感到感动或兴奋时，脑就会释放多巴胺等激素

脑的听觉、视觉和语言中枢开始工作，掌管情感的部分被激活

体温和呼吸频率与安静状态时基本相同，但也会受兴奋及其他影响情绪的刺激因素影响而发生变化

写文章

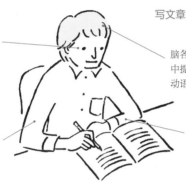

书写的同时，眼睛也要追踪文字的书写位置及排版布局

脑各个部分都要工作，例如，从记忆中提取文字，运动神经控制双手，调动语言中枢和视觉等

除了手指及手臂肌肉，还需要调动其他部位肌肉以保持正确的坐姿

体温和呼吸频率保持不变，副交感神经成为主导，身体进入放松状态

排尿

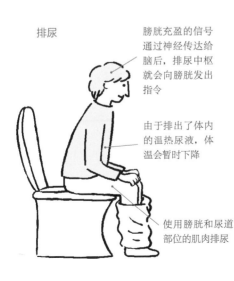

膀胱充盈的信号通过神经传达给脑后，排尿中枢就会向膀胱发出指令

由于排出了体内的温热尿液，体温会暂时下降

使用膀胱和尿道部位的肌肉排尿

泡澡

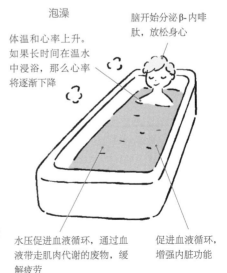

体温和心率上升。如果长时间在温水中浸浴，那么心率将逐渐下降

脑开始分泌β-内啡肽，放松身心

水压促进血液循环，通过血液带走肌肉代谢的废物，缓解疲劳

促进血液循环，增强内脏功能

人体由60万亿个细胞组成

体细胞构成人体，生殖细胞承担生殖功能

细胞是生物体结构和功能的基本单位，人体由约200种、60万亿个细胞组成。根据不同性质，细胞可以分为体细胞和生殖细胞。体细胞是人体内除生殖细胞外所有细胞的总称。体细胞不具备单独存活的能力，需要与其他同类细胞共同协作构成组织，进而发挥作用。人体四大组织分别是上皮组织、肌肉组织、结缔组织和神经组织。不同组织联合组成心脏、肺等具有特定功能的器官。生殖细胞可以将个体的遗传信息传递给其下一代，人类的生殖细胞即精子和卵子。

细胞的结构

细胞主要由细胞质和细胞核构成，细胞最外层覆盖着细胞膜。细胞具有多样性，但结构基本相同。

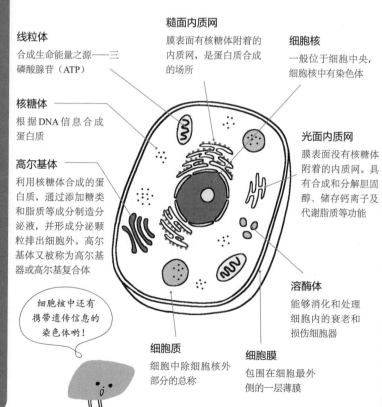

线粒体
合成生命能量之源——三磷酸腺苷（ATP）

核糖体
根据DNA信息合成蛋白质

高尔基体
利用核糖体合成的蛋白质，通过添加糖类和脂质等成分制造分泌液，并形成分泌颗粒排出细胞外。高尔基体又被称为高尔基器或高尔基复合体

糙面内质网
膜表面有核糖体附着的内质网，是蛋白质合成的场所

细胞核
一般位于细胞中央，细胞核中有染色体

光面内质网
膜表面没有核糖体附着的内质网。具有合成和分解胆固醇、储存钙离子及代谢脂质等功能

溶酶体
能够消化和处理细胞内的衰老和损伤细胞器

细胞质
细胞中除细胞核外部分的总称

细胞膜
包围在细胞最外侧的一层薄膜

细胞核中还有携带遗传信息的染色体哟！

细胞可分为两大类型

根据细胞的不同性质，细胞可以分为体细胞和生殖细胞两大类型。前者负责构成人体组织和器官，后者负责向下一代传递遗传信息。按照不同功能，体细胞又可以分为以下五种类型。

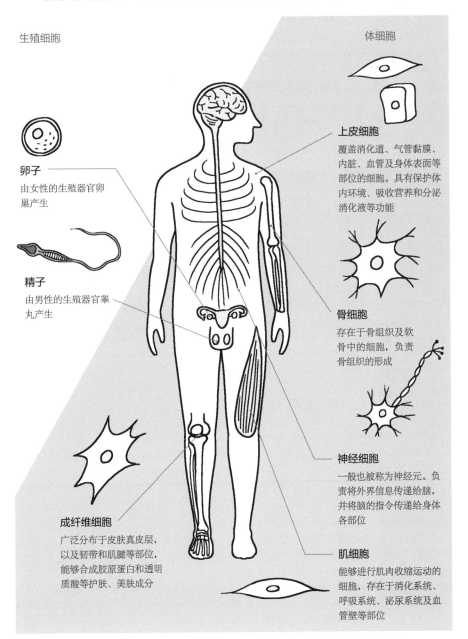

生殖细胞

体细胞

卵子
由女性的生殖器官卵巢产生

精子
由男性的生殖器官睾丸产生

成纤维细胞
广泛分布于皮肤真皮层，以及韧带和肌腱等部位，能够合成胶原蛋白和透明质酸等护肤、美肤成分

上皮细胞
覆盖消化道、气管黏膜、内脏、血管及身体表面等部位的细胞。具有保护体内环境、吸收营养和分泌消化液等功能

骨细胞
存在于骨组织及软骨中的细胞，负责骨组织的形成

神经细胞
一般也被称为神经元。负责将外界信息传递给脑，并将脑的指令传递给身体各部位

肌细胞
能够进行肌肉收缩运动的细胞，存在于消化系统、呼吸系统、泌尿系统及血管壁等部位

人体水分含量占体重的六成吗

体液就是人体所含的水分

体液是人体中各种液体的统称，包括血液、淋巴液和细胞内液等。正常成人的体液占其体重的55%～60%。体液对人体有极其重要的作用，不仅负责氧气和营养物质的运输，而且负责体内代谢废物的排放，当体温升高时还能通过排汗带走身体能量。

体液可以分为细胞内液和细胞外液两大类。不同细胞内液的成分各不相同，细胞外液的成分接近于0.9%的生理盐水，这在一定程度上反映了生命起源于海洋。

体液的主要成分

体液中含有钾、钠、钙等元素和蛋白质等，细胞内液和细胞外液的成分有所不同。

```
        ┌──────────┐
        │   体液   │
        └──────────┘
      ┌────────┴────────┐
┌──────────┐      ┌──────────┐
│ 细胞内液 │      │ 细胞外液 │
└──────────┘      └──────────┘
```

细胞内液
存在于细胞内的体液，约占体液总量的2/3，约占体重的40%

细胞外液
人体细胞外的体液，约占体液总量的1/3，约占体重的20%

- 汗液
- 血浆（血液的液体部分）
- 消化液、唾液
- 尿液、粪便
- 淋巴液等

● **体液的三大作用**

运输
　　以血液形式流动，将氧气和营养物质运送至细胞。

排出
　　以尿液和汗液等形式排出体内的代谢废物。

调节体温
　　通过排出汗液，带走身体多余的能量，保持体温平衡。

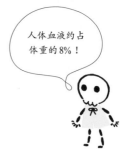

人体血液约占体重的8%！

相关阅读 细胞：第22页

人体含水量随年龄增长而变化

新生儿体内的含水量约占体重的80%，随着年龄增长含水量逐渐降低。不同性别和体形的人体内的含水量亦有所不同。

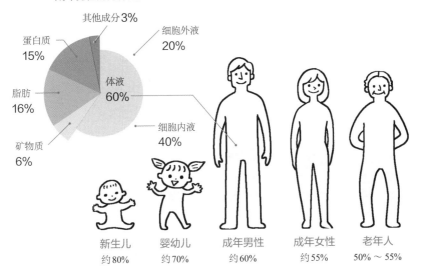

成年男性的身体成分

其他成分3%
蛋白质15%
脂肪16%
矿物质6%
细胞外液20%
体液60%
细胞内液40%

新生儿 约80%　婴幼儿 约70%　成年男性 约60%　成年女性 约55%　老年人 50%～55%

摄取水分对人类生存至关重要

人体失水量达到体重的2%时，运动能力就会明显降低。我们一起来了解一下，需要通过食物和饮用水补充多少水分才能与排出汗液的水分量保持平衡。

失水量	常见脱水症状
2%	口渴
3%	口干舌燥、头昏脑涨、食欲不振
4%	面色潮红、心率加快、体温升高、尿量减少、尿色深黄
5%	头痛、发热、身体乏力
8%～10%	晕厥、热痉挛
20%以上	不排尿、危及生命

食物和饮用水中摄取的水分约1500mL

人体内部代谢时产生的内生水约500mL

呼吸系统约500mL

汗液约500mL

尿液和粪便约1000mL

⟶ 水分摄入量
⟶ 水分排出量

当通过尿液、粪便、呼吸、汗液等形式排出约2000mL的水分时，除去人体代谢产生的500mL内生水，至少需要通过食物和饮用水补充约1500mL的水分。

人体骨骼数量从出生起保持不变

206块骨骼支撑和保护我们的身体

人体的骨骼有206块。骨骼不仅支撑我们的身体，而且保护我们的脑和内脏等器官。密质骨和松质骨是人体骨骼中两种不同类型的骨质。密质骨致密而坚硬，松质骨则有较强的能量吸收作用。骨骼能够保护我们的身体承受外力的冲击。

骨骼的新陈代谢通过成骨细胞和破骨细胞来完成。破骨细胞负责破除旧骨，成骨细胞负责将大量的钙沉积在旧骨位置，促进新骨形成。研究表明，人体所有骨骼约10年完成一次更新。

骨骼的构造

骨骼主要由钙、磷等无机成分构成。和其他器官一样，骨骼需要从血液中获取氧气和营养。骨骼中也有血管。

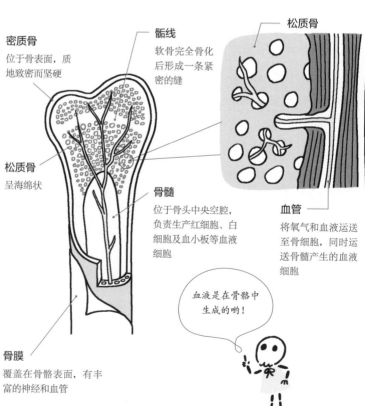

松质骨

密质骨
位于骨表面，质地致密而坚硬

骺线
软骨完全骨化后形成一条紧密的缝

松质骨
呈海绵状

骨髓
位于骨头中央空腔，负责生产红细胞、白细胞及血小板等血液细胞

血管
将氧气和血液运送至骨细胞，同时运送骨髓产生的血液细胞

骨膜
覆盖在骨骼表面，有丰富的神经和血管

血液是在骨骼中生成的哟！

骨骼名称

人体骨骼有206块，其中最大的骨骼是股骨，两条股骨的重量约占整个骨骼重量的1/4。

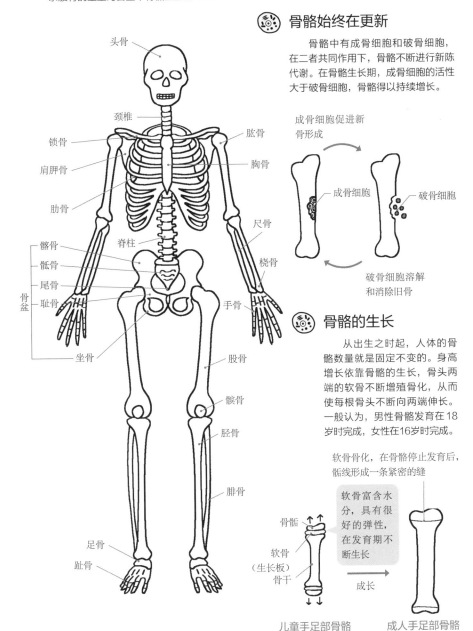

头骨

颈椎

锁骨

肩胛骨

肋骨

髂骨
骶骨
尾骨
耻骨
坐骨

骨盆

脊柱

肱骨

胸骨

尺骨

桡骨

手骨

股骨

髌骨

胫骨

腓骨

足骨

趾骨

骨骼始终在更新

骨骼中有成骨细胞和破骨细胞，在二者共同作用下，骨骼不断进行新陈代谢。在骨骼生长期，成骨细胞的活性大于破骨细胞，骨骼得以持续增长。

成骨细胞促进新骨形成

成骨细胞

破骨细胞

破骨细胞溶解和消除旧骨

骨骼的生长

从出生之时起，人体的骨骼数量就是固定不变的。身高增长依靠骨骼的生长，骨头两端的软骨不断增殖骨化，从而使每根骨头不断向两端伸长。一般认为，男性骨骼发育在18岁时完成，女性在16岁时完成。

软骨骨化，在骨骼停止发育后，骺线形成一条紧密的缝

骨骺

软骨
（生长板）

骨干

软骨富含水分，具有很好的弹性，在发育期不断生长

成长

儿童手足部骨骼

成人手足部骨骼

骨盆和肋骨的性别差异

在骨骼和骨架中，性别差异最为明显的是骨盆的形态。男性骨盆为纵长形，骨盆腔横径较窄。女性骨盆为横长形，骨盆腔横径较宽，这种形状利于妊娠和分娩。此外，肋骨形态也有较大的性别差异。男性肋骨从上到下逐渐变宽，女性肋骨下部则变窄。

在骨骼强度方面，女性绝经后骨质疏松表现得尤为明显。这是因为女性绝经后雌激素分泌减少，骨量迅速流失，从而使得骨骼更加脆弱。

🔬 男女骨骼的差异

通过下方图片一起来看看男女骨骼的差异吧。

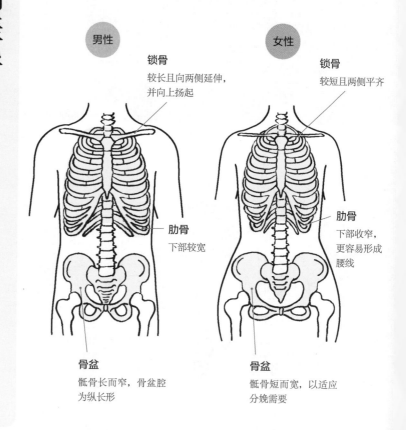

男性

女性

锁骨
较长且向两侧延伸，并向上扬起

锁骨
较短且两侧平齐

肋骨
下部较宽

肋骨
下部收窄，更容易形成腰线

骨盆
骶骨长而窄，骨盆腔为纵长形

骨盆
骶骨短而宽，以适应分娩需要

什么是骨密度

骨密度是指骨骼中的矿物质含量，是评价骨骼强度的主要指标之一。骨密度百分位数是指受检者与同龄同性别人群的骨密度平均值相比的百分数，用％来表示。

骨密度降低带来的风险
- 容易骨折，愈合时间久
- 骨折后导致瘫痪
- 背部及腰部疼痛加剧
- 弯腰驼背
- 身高变矮

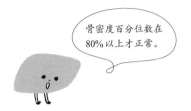

骨密度百分位数在80%以上才正常。

女性绝经后易患骨质疏松症

骨质疏松症是指因骨量减少导致骨脆性增加的状态，没有固定的数值判定标准。据统计，截至2021年日本的骨质疏松症患者超过1300万人，50岁以上的日本女性中每4人中就有1人患有骨质疏松症。

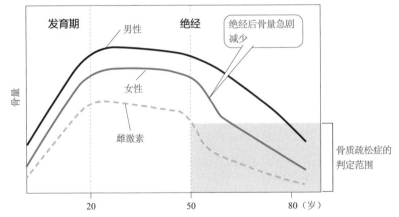

骨量随年龄增长而逐渐减少

在哺乳动物中，人类的骨盆形状独一无二

与四足哺乳动物相比，人类的骨盆形状如器皿般十分独特。这是因为当人双脚站立时，内脏的重量会给双腿带来压力，圆弧状的骨盆会在躯干底部支撑这些重量。

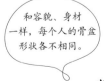

和容貌、身材一样，每个人的骨盆形状各不相同。

占体重40%的骨骼肌牵引骨骼产生运动

肌肉为身体运动提供动力，人体有3种肌肉组织，分别是骨骼肌、心肌和平滑肌。一般来说肌肉是指骨骼肌，约占体重的40%。骨骼肌因在一定程度上受意识支配，所以又被称为随意肌。骨骼肌是跨过关节连接骨骼的肌肉，通过收缩和放松实现身体的运动。此外，骨骼肌还能产热，骨骼肌产生的能量约占人体总能量的60%。

心肌负责心脏的跳动，平滑肌负责内脏器官及血管的收缩和松弛。心肌和平滑肌由自主神经支配，不能自主收缩，因此又被称为不随意肌。

🦠 肌肉的3种类型

让我们来看看骨骼肌、心肌和平滑肌各自的作用与工作机制上的区别。

	骨骼肌	心肌	平滑肌
身体部位	遍布全身，附着在骨骼上	心脏	内脏器官及血管壁
作用	协助身体运动	像泵一样负责心脏的收缩和舒张	推动食物前进，促进肠胃蠕动
动作	随意肌（受意识控制）	不随意肌（不受意识控制）	
相关神经	躯体神经	自主神经	
肌肉形状	**横纹肌** 肌纤维呈横纹平行分布，能快速收缩，但容易疲劳	**横纹肌** 肌纤维呈横纹交错排列，可持续缓慢收缩，不易疲劳	**平滑肌** 肌纤维无横纹分布，可持续缓慢收缩，不易疲劳

相关阅读 躯体神经和自主神经：第86页

骨骼肌的名称

骨骼肌有400多种，靠近皮肤表面的是大块肌肉，靠近骨骼深处的是小块肌肉。面部肌肉也被称为表情肌。

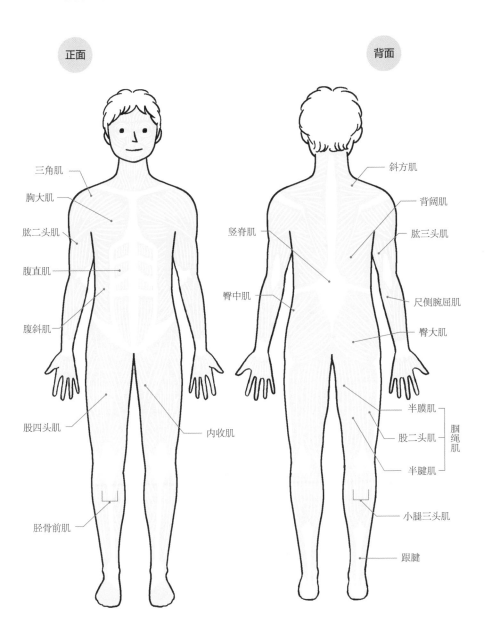

正面

背面

三角肌

胸大肌

肱二头肌

腹直肌

腹斜肌

股四头肌

内收肌

胫骨前肌

斜方肌

背阔肌

竖脊肌

肱三头肌

臀中肌

尺侧腕屈肌

臀大肌

半膜肌

股二头肌 ⎤ 腘绳肌

半腱肌

小腿三头肌

跟腱

紫外线对皮肤的影响

构成人体的器官——皮肤①

皮肤每28天更新一次

　　皮肤保护我们的身体免受炎热、寒冷、阳光紫外线，以及摩擦等外部伤害的刺激。晒黑的原理是，皮肤为了保护身体细胞免受紫外线伤害而合成黑色素。此外，皮肤还可以通过排出汗液和毛孔开合调节体温，以及感知触觉和痛觉。皮肤由多层组织构成，表皮最外层的角质层老化细胞脱落，新生细胞不断向上迁移，这个代谢过程一般需要28天。表皮下的真皮层中有血管、毛根、汗腺、皮脂腺及能够感受外界刺激的神经细胞等。

皮肤的结构

　　皮肤分为3层，包括表皮、真皮和皮下组织。

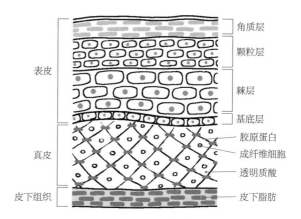

皮肤新陈代谢的机制

　　皮肤细胞大约每28天就会更新一次，随着年龄增长，更新周期会延长，这个更新机制被称为皮肤的新陈代谢。

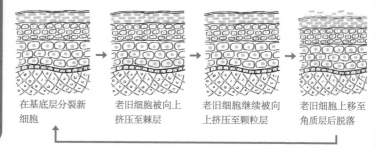

在基底层分裂新细胞 → 老旧细胞被向上挤压至棘层 → 老旧细胞继续被向上挤压至颗粒层 → 老旧细胞上移至角质层后脱落

色斑和雀斑的成因

影响色斑和雀斑形成的因素主要是紫外线。

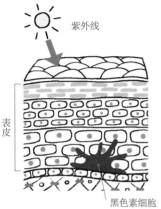

紫外线

表皮

黑色素细胞

1 紫外线照射皮肤

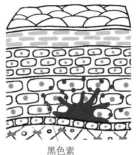

黑色素

2 为保护皮肤，黑色素细胞释放黑色素

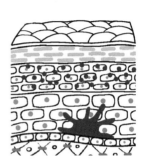

3 黑色素逐渐进入皮肤表面，肤色暗沉变黑

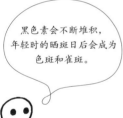

黑色素会不断堆积，年轻时的晒斑日后会成为色斑和雀斑。

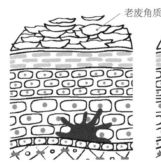

老废角质

4 在新陈代谢过程中，老废角质脱落

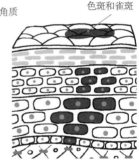

色斑和雀斑

5 那些无法顺利代谢的黑色素就会形成色斑和雀斑

痣由痣细胞聚集而成

痣是由黑色素细胞变化而成的痣细胞聚集形成的，与色斑和雀斑有本质的不同。

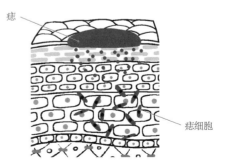

痣

痣细胞

汗液有两种类型

汗液调节体温的各种场景

汗液的主要功能是调节体温。气温升高及运动等导致体温升高后，人体就会分泌汗液。这是利用了汗液中的水分蒸发带走人体能量的原理来达到降温的效果。

汗液是由皮肤中的两种汗腺分泌的。一种是遍布面部及全身的外泌汗腺，另一种是分布在腋窝和会阴部等处的顶泌汗腺。这两种汗腺附近都分布着交感神经末梢，汗液分泌会受交感神经释放的神经递质所刺激，这就是炎热、紧张或食用辛辣食物时会出汗的原因。

汗液的两种类型

外泌汗腺和顶泌汗腺分泌的汗液，其成分和分泌时间有所不同，两种汗腺所在的身体部位亦有区别。

	外泌汗腺		顶泌汗腺
出汗原因	**温热性出汗** 外部温度高或运动导致体温升高	**味觉性出汗** 食用辛辣食物	**精神性出汗** 紧张、惊吓等精神性刺激
特点	持续1小时以上，间断性出汗	停止进食后自行缓解	发汗时间极短，青春期分泌旺盛
成分	99%是水		水、蛋白质、矿物质及脂质等
质感和味道	汗液清爽，无异味		汗液黏稠，异味重（汗液原本无味，被皮肤表面的细菌分解后才会产生异味）
出汗部位	全身皮肤	面部（特别是额头和鼻子）	腋窝、乳头、肛门周围、会阴部、脐周等

汗液的分泌机制

皮肤出汗受脑的下丘脑调节控制。因此，我们无法自主决定汗液的分泌量和分泌时机。

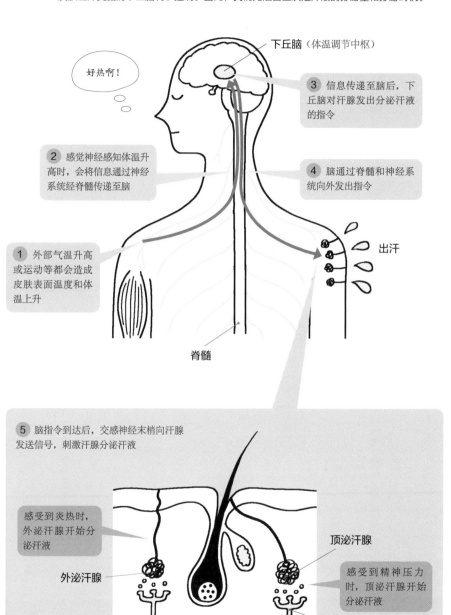

下丘脑（体温调节中枢）

好热啊！

2 感觉神经感知体温升高时，会将信息通过神经系统经脊髓传递至脑

3 信息传递至脑后，下丘脑对汗腺发出分泌汗液的指令

4 脑通过脊髓和神经系统向外发出指令

1 外部气温升高或运动等都会造成皮肤表面温度和体温上升

出汗

脊髓

5 脑指令到达后，交感神经末梢向汗腺发送信号，刺激汗腺分泌汗液

感受到炎热时，外泌汗腺开始分泌汗液

顶泌汗腺

外泌汗腺

感受到精神压力时，顶泌汗腺开始分泌汗液

交感神经

汗液与体味紧密相关

汗液本身无味，在皮脂和细菌的作用下产生气味

外泌汗腺分泌的汗液99%都是水分，因此没有特殊味道。但是当汗液混合了皮肤上的污垢与皮脂，并被细菌分解后，就会产生异味。此外，顶泌汗腺分泌的汗液中含有脂质和蛋白质，会产生特殊的气味。由于男性的皮脂量和引起腋窝异味的细菌量都大于女性，因此男性的汗液更容易有异味。

"老人味"也与汗液的分泌有关。40岁之后，血液中易增多的中性脂肪和胆固醇会随汗液一起分泌和分解，更容易产生2-壬烯醛，这种物质就是"老人味"的主要成分。

体味源于汗液、皮脂和细菌

体味是人体散发出的独特气味，是由汗液、皮脂和细菌混杂后产生的一种挥发性气体。不同人体部位的体味有所不同。

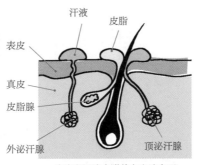

皮脂和汗液会附着在皮肤表面

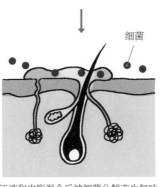

汗液和皮脂混合后被细菌分解产生气味

● 容易产生体味的部位及原因

腋窝

腋下分布着较多的顶泌汗腺，容易产生类似香辛料味道的异味。

足底

足底分布着较多的外泌汗腺，再加上鞋子和袜子会形成密闭的环境，容易产生类似纳豆的气味。

头皮

头皮皮脂腺发达，皮脂分泌旺盛。头发容易吸收气味，散发油臭味。

"老人味"产生的原因

随着年龄增长而出现的"老人味"，主要是因为皮脂中的脂肪酸和过氧化脂质含量增多，产生了一种叫作2-壬烯醛的物质。

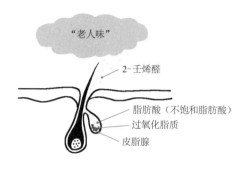

● **容易产生"老人味"的部位**

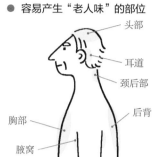

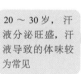 **体味随年龄而变化**

随着年龄的增长，产生体味的身体部位和原因，以及体味本身都会发生变化。

不同年龄阶段的男性体味变化曲线

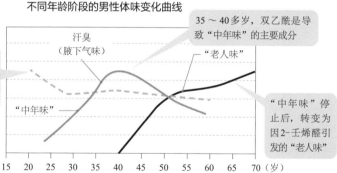

不同年龄阶段的女性体味变化图

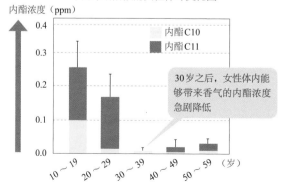

头发在更新换代的同时保护头部

头发的一大重要作用就是保护我们的头部。它像缓冲材料一样保护脑免受外部冲击，同时减少外部气温变化给头部带来的伤害。头发还能储存和排出血液中的废弃物和有害物质。

头发不会一直生长，到一定程度时就会自然脱落，同时有新的头发长出替换。这种新陈代谢的过程叫头发的生长周期，可以分为生长期、退行期和休止期3个阶段。在生长期头发的毛根部，毛乳头被激活后毛母质细胞不断分化并形成名为角蛋白的蛋白质，这是头发的主要成分。头发的生长速度约为每个月1厘米。

头发的结构

头发的结构形状类似寿司卷，大致可以分为3层。

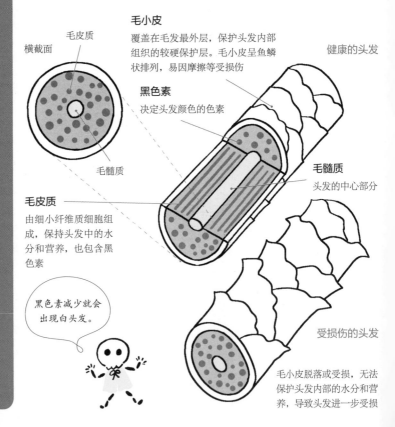

横截面

毛小皮
覆盖在毛发最外层，保护头发内部组织的较硬保护层。毛小皮呈鱼鳞状排列，易因摩擦等受损伤

黑色素
决定头发颜色的色素

毛皮质

毛髓质

健康的头发

毛髓质
头发的中心部分

毛皮质
由细小纤维质细胞组成，保持头发中的水分和营养，也包含黑色素

黑色素减少就会出现白头发。

受损伤的头发

毛小皮脱落或受损，无法保护头发内部的水分和营养，导致头发进一步受损

头发从生长到脱落

头发按照一定周期经历从生长到脱落的多次反复，这被称为头发的生长周期。健康头发的一个周期是3～6年。

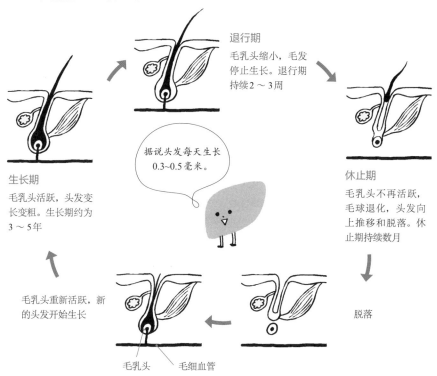

退行期
毛乳头缩小，毛发停止生长。退行期持续2～3周

据说头发每天生长0.3~0.5毫米。

休止期
毛乳头不再活跃，毛球退化，头发向上推移和脱落。休止期持续数月

生长期
毛乳头活跃，头发变长变粗。生长期约为3～5年

毛乳头重新活跃，新的头发开始生长

脱落

毛乳头　毛细血管

直发和卷发的区别

直发和卷发的区别在于毛囊形态。随着年龄增长，毛囊会变形，因此年纪越大，头发卷曲形状越明显。皮脂和毛囊的污垢也会导致毛囊变形。

	头发生长方式	头发横截面	形状
直发	毛囊呈圆形	接近正圆	笔直
卷发	毛囊呈卷曲或扭曲状	椭圆形	卷曲

"多余"体毛保护人体的器官和皮肤

在人类还未形成穿衣习惯的时代，体毛起着保护身体和保持体温的作用。因此，在脑、眼睛、生殖器及粗大血管等重要器官附近都长有旺盛的体毛。在现代的穿衣习惯下，许多体毛被视为"多余"，但事实上时至今日体毛仍具有保护皮肤的作用。体毛与头发一样，都是由毛母质细胞分化而来的。之所以体毛被处理后仍然会重新生长出来，正是因为毛母质细胞在不断分裂生长。不过，由于体毛的生长周期比头发短，它来不及过度生长就已经脱落更新了。

🔬 毛根的生长方式和结构

体毛和头发的生长方式相同。

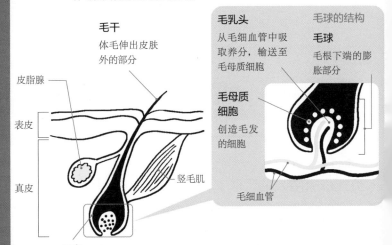

毛干
体毛伸出皮肤外的部分

皮脂腺

表皮

真皮

竖毛肌

毛囊
包绕毛根的组织

毛乳头
从毛细血管中吸取养分，输送至毛母质细胞

毛母质细胞
创造毛发的细胞

毛球的结构

毛球
毛根下端的膨胀部分

毛细血管

竖毛肌收缩，毛孔随之收缩，就会出现鸡皮疙瘩。

● 身体各部位体毛的生长周期

部位	周期
胡须	4个月至1年（不易长胡须的人周期较短）
腋窝	3个月
手脚	3～4个月
阴毛	1～2年
睫毛和眉毛	3～4个月

面部毛发的作用

眼睛、鼻子和耳朵等面部各处的毛发有着不同的功能和作用。

头发

保护头部免受日光直射和外部冲击，保护脑不受温度变化影响，同时能够排出体内代谢废物和有害物质。

眉毛

拦截额头汗水，遮挡光线。与睫毛一样，可以防止异物入侵。

耳毛

防止灰尘、污物进入耳道。保护耳道免受冷空气刺激。

鼻毛

呼吸时可以过滤灰尘，阻挡病原体侵入体内，防止鼻腔黏膜干燥，保持鼻腔湿度和温度。

睫毛

保护眼睛不被灰尘和污物侵入，睫毛根部聚集了丰富的感觉神经，可以敏感地感知外部刺激，引起眼睑闭合反射。

胡须

保护肌肤不受紫外线及其他外部刺激，还具有保湿和保暖功能。但为何只有男性长胡须，原因尚不明确。

体毛的两种类型

体毛可以分为两类，一类是受性激素影响，从青春期开始生长的性毛；另一类是与性激素无关，从出生起开始生长的无性毛。

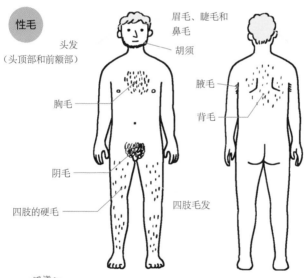

性毛

头发（头顶部和前额部）

眉毛、睫毛和鼻毛

胡须

胸毛

阴毛

四肢的硬毛

四肢毛发

腋毛

背毛

无性毛

头发（头部两侧和枕部）

性毛的生长主要与睾酮等雄激素有关，女性的雄激素分泌量仅为男性的1/10，甚至1/20。睾酮分泌过量，会导致女性体毛旺盛。

你知道吗？

阴毛、腋毛粗壮和卷曲的原因

关于阴毛、腋毛粗壮和卷曲的原因存在多种解释，如保护皮肤、防止细菌和病毒入侵及保留吸引异性的外激素，等等。无论哪种解释，相比直的毛发，卷曲的毛发表面积更大，更能增强上述作用。

剪掉后仍能不停生长，指甲有大作用

指甲保护指尖并在发力时起到支撑作用

指甲是由皮肤的一部分角质化形成的，有保护指尖的作用。用手指抓取小的物品，用脚趾踩踏，当我们施加力量时，指甲都能起到支撑作用。指甲内没有神经，因此剪指甲不会感到疼痛。

我们通常所说的指甲叫作甲板，其主要成分是一种名为角蛋白的蛋白质。甲母质创造的细胞角质化后形成指甲。当指甲根部形成新的指甲后，旧的指甲部分就会向前端移动，这就是指甲的生长机制。研究表明，指甲每天会生长0.1～0.15毫米。

🔬 指甲的结构

与头发相同，指甲也是由角蛋白构成的。

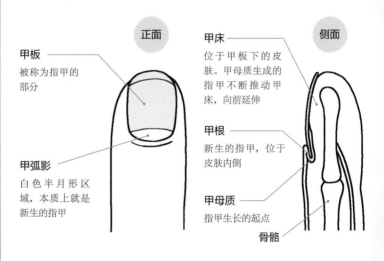

正面

甲板
被称为指甲的部分

甲弧影
白色半月形区域，本质上就是新生的指甲

甲床
位于甲板下的皮肤。甲母质生成的指甲不断推动甲床，向前延伸

侧面

甲根
新生的指甲，位于皮肤内侧

甲母质
指甲生长的起点

骨骼

你知道吗？

指甲的生长速度因季节和条件而异

手指甲的生长速度是脚指甲的两三倍，同时存在个体差异。指甲生长速度的差异与新陈代谢的快慢成正比，与体温及指头的活动频率也相关。因此，在气温较高的夏季，肌肉含量更高、代谢速度更快的男性及年轻人的指甲生长速度更快。

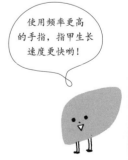

使用频率更高的手指，指甲生长速度更快哟！

指甲是疾病的信号灯

　　指甲是健康的晴雨表。健康的指甲平整光滑，呈粉红色。此外，由于气候干燥，或者随着年龄的增长，指甲中的角蛋白逐渐流失，指甲会逐渐变薄、易断。

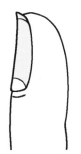

匙状甲

指甲中部向内凹陷，形同茶匙，多因缺铁性贫血所致

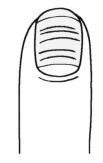

横沟甲

由于患有其他疾病，导致指甲生长暂时受到抑制，之后指甲恢复生长就会留下一道道横沟

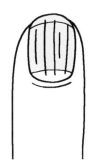

纵沟甲

多与年龄增长有关

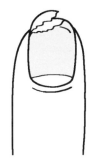

双层指甲

指甲前端出现分层现象，易剥落，多由指甲干燥、营养不良及贫血引起

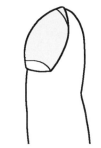

钩状甲

指尖变圆鼓胀，指甲隆起包住指尖，考虑肝硬化或呼吸系统疾病征兆

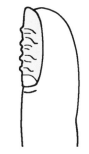

波浪状指甲

指甲表面凹凸不平呈波浪状的变形，多由外伤导致。健康的人也可能出现波浪状指甲

 你知道吗？

指甲为什么能提示健康状态？

　　指甲下的皮肤聚集了许多毛细血管，能够反应血液的状态。如果身体的血液循环变差，那么氧气和营养也很难输送至指甲。如此一来，身体将很难排出代谢废物。最终会影响指甲的生长，引起指甲颜色的变化。

指甲的护理应重点关注甲母质周围的部位。适当的按摩刺激血液循环，并注意保湿，避免皮肤干燥。这些护理将有利于生成健康美观的指甲。

两种类型的呼吸

呼吸就是吸入氧气排出二氧化碳的新陈代谢过程。正常成人平均每分钟呼吸 12 ~ 18 次，每次吸入约 500mL 空气。呼吸可以分为外呼吸和内呼吸两种。外呼吸是指通过口鼻交换空气的过程，内呼吸则是指发生在体内的气体交换的过程。

此外，气体交换并不是由肺独立完成的，还要依靠肋间肌肉的伸缩，使胸腔和膈肌对肺施加扩张力或收缩力，从而完成气体交换的过程。

肺的工作原理

如下图所示，腹式呼吸即通过膈肌的上下运动帮助肺完成呼吸。

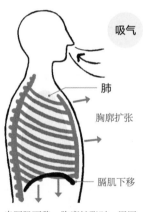

吸气

肺

胸廓扩张

膈肌下移

当膈肌下移、胸廓扩张时，周围肌肉向外拉伸，使肺充盈

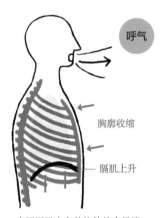

呼气

胸廓收缩

膈肌上升

当周围肌肉向外拉伸的力量消失时，肺收缩并恢复原位

你知道吗?

打嗝就是膈肌痉挛

打嗝是由位于肺下方的膈肌痉挛引起的。这种痉挛可能是控制膈肌等呼吸肌的神经或脑某些部位受到某种刺激导致的，具体机制尚不明确。

静息状态下使用腹式呼吸，开始运动后更容易切换为胸式呼吸。

人体的两种呼吸

人体的呼吸包括在肺里进行的外呼吸，以及在体内细胞和组织中进行的内呼吸。

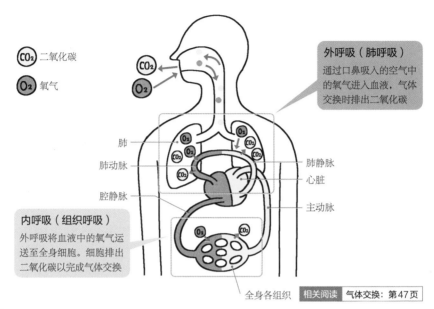

CO_2 二氧化碳

O_2 氧气

外呼吸（肺呼吸）
通过口鼻吸入的空气中的氧气进入血液，气体交换时排出二氧化碳

肺

肺动脉

腔静脉

肺静脉

心脏

主动脉

内呼吸（组织呼吸）
外呼吸将血液中的氧气运送至全身细胞。细胞排出二氧化碳以完成气体交换

全身各组织

相关阅读 气体交换：第47页

空气到达肺的流程

空气经口鼻进入身体，经过呼吸道后分别进入左右支气管和各级支气管，到达肺。

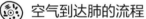

1. 空气经口鼻进入身体，经过上呼吸道

2. 通过约10厘米长的气管后，分别进入左右支气管

3. 支气管再进行分支，空气到达细支气管

4. 到达细支气管末端的肺泡，进行氧气和二氧化碳的交换

鼻呼吸可以通过鼻毛和鼻黏膜阻挡部分细菌和灰尘进入体内，比嘴呼吸更能防止细菌入侵。

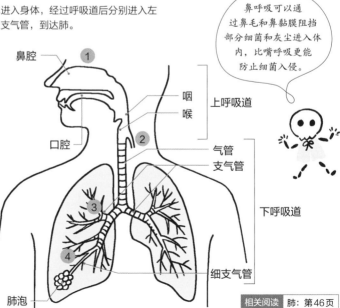

鼻腔

咽

喉

上呼吸道

口腔

气管

支气管

下呼吸道

细支气管

肺泡

相关阅读 肺：第46页

数亿个肺泡进行气体交换

在呼吸过程中，氧气和二氧化碳的气体交换是在肺的肺泡中进行的。肺泡是一种直径约为0.1毫米的组织，共有约6亿个。

气体交换是指发生在肺泡外侧的毛细血管内的血液和肺泡之间的气体交换。吸入的氧气从肺泡进入血液，通过动脉运送至全身。而二氧化碳则是从静脉血扩散入肺泡，伴随呼气排至体外。可通过自主神经调节气管和支气管的扩张和收缩，从而控制气流的通畅与否。

肺的结构

肺位于胸腔内，左右各有一个，空气通道支气管穿梭其中。左肺包裹心脏，因此左右肺形状并不对称。

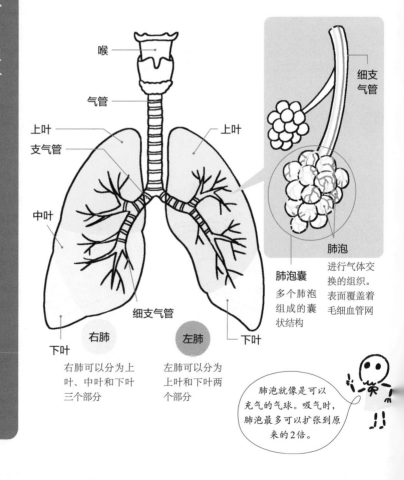

喉

气管

上叶

支气管

上叶

中叶

细支气管

细支气管

肺泡囊
多个肺泡组成的囊状结构

肺泡
进行气体交换的组织。表面覆盖着毛细血管网

右肺

左肺

下叶

下叶

右肺可以分为上叶、中叶和下叶三个部分

左肺可以分为上叶和下叶两个部分

肺泡就像是可以充气的气球。吸气时，肺泡最多可以扩张到原来的2倍。

肺进行气体交换的机制

吸入的氧气和体内血液释放出的二氧化碳在肺泡中持续不断地进行交换。

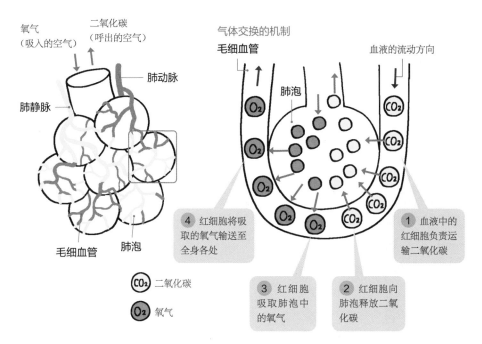

氧气
（吸入的空气）

二氧化碳
（呼出的空气）

肺静脉

肺动脉

毛细血管

肺泡

气体交换的机制

毛细血管

肺泡

血液的流动方向

4 红细胞将吸取的氧气输送至全身各处

3 红细胞吸取肺泡中的氧气

2 红细胞向肺泡释放二氧化碳

1 血液中的红细胞负责运输二氧化碳

CO₂ 二氧化碳

O₂ 氧气

咳嗽和打喷嚏是气管的常见反应

气管内壁黏膜上长有叫作纤毛的突起物，纤毛感应到灰尘等异物后，就会刺激黏膜，通过咳嗽和打喷嚏的形式排出异物。

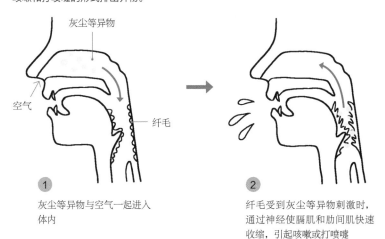

灰尘等异物

空气

纤毛

①
灰尘等异物与空气一起进入体内

②
纤毛受到灰尘等异物刺激时，通过神经使膈肌和肋间肌快速收缩，引起咳嗽或打喷嚏

发声器官与发声原理

声带是声音之源

声音是在肺、咽喉、口腔及鼻腔等器官的协同作用下产生的。首先，肺呼出的气流通过咽喉。咽喉中央有两片韧带褶皱，叫作声带。两片褶皱之间的空隙称为声门。肺呼出的气流经过声门，使声带振动，产生声带音源。声带音源在口腔和鼻腔中共鸣后，经由口腔发出声音。声带振动频率高就是高音，振动频率低就是低音。

声带振动产生的声带音源没有个体差异，声音的个人特色主要是咽喉、口腔及鼻腔共鸣形成的。

咽喉的结构和发声机制

声音产生于位于咽喉深处的声带。声带以每秒 100 ~ 300 次的频率微微振动，这种振动使空气振动产生声波，最终形成声音。

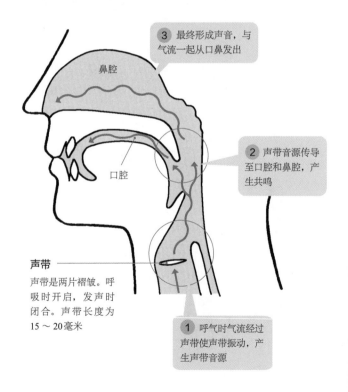

3 最终形成声音，与气流一起从口鼻发出

鼻腔

口腔

2 声带音源传导至口腔和鼻腔，产生共鸣

声带
声带是两片褶皱。呼吸时开启，发声时闭合。声带长度为 15 ~ 20 毫米

1 呼气时气流经过声带使声带振动，产生声带音源

呼吸和发声时的声带振动

人类之所以能够改变声音的高低，正是因为我们可以自主控制声带。

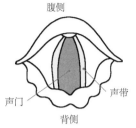

腹侧

声门 ———— 声带

背侧

呼吸时

声带张开，声门过宽时声带无法振动，不产生声音

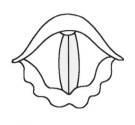

真声

声带紧闭，声门变狭窄，气流通过时声带振动发出声音

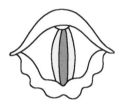

轻声

声带略微张开，振动减少，发出难以传播的气音

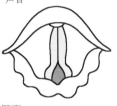

假声

仅有单侧声带张开，气流通过狭窄的声门，声带高频振动发出高音

你知道吗？

男女声音的差异源自声带的长短和厚度差异

男女声音的差异源自声带的长短和厚度不同。成年男性声带长约20毫米，且有一定厚度。成年女性声带长约16毫米，厚度比男性薄，因此女性声带更容易振动。声带振动频率越快，声音越高，因此女性的声音要高于男性。

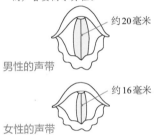

约20毫米

男性的声带

约16毫米

女性的声带

人体在吞咽的瞬间会暂停呼吸

咽喉作为运输食物和空气的通道，要在进食期间瞬间将食物分流至食管且将空气分流至气管，非常忙碌。声音只有在呼气时才能发出，因此我们无法在吞咽时发出声音。

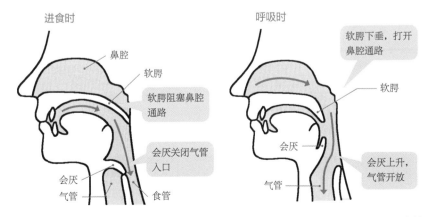

进食时

鼻腔

软腭

软腭阻塞鼻腔通路

会厌关闭气管入口

会厌

气管

食管

呼吸时

软腭下垂，打开鼻腔通路

软腭

会厌

会厌上升，气管开放

气管

心脏跳动的瞬间，身体里发生了什么

像一个强有力的泵，将血液泵到全身各处

心脏像一个强有力的泵，负责将血液输送至全身。心脏位于人体中心略偏左方，大小相当于成人的拳头。心脏通过收缩与舒张，推动血液流向全身各处。

心脏可以分为右心房、右心室、左心房和左心室四个部分。心房和心室之间有瓣膜，防止血液倒流，确保血液单向流动。心跳伴随着射血时瓣膜的开放和关闭产生，跳动传导至手腕处的动脉，形成脉搏。

心脏的结构

左心室负责将血液输送至全身，其心肌厚度是右心室的3倍。左心室每分钟大约泵出5L血液。

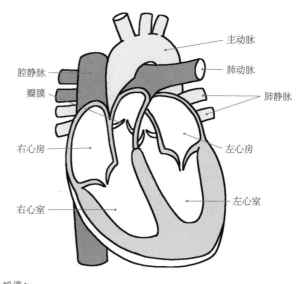

主动脉

腔静脉

瓣膜

肺动脉

肺静脉

右心房

左心房

右心室

左心室

你知道吗？

心率随着年龄增长而减慢

心率随着年龄增长而逐渐减慢，新生儿每分钟心跳为120～140次，正常成年人每分钟心跳为60～75次，老年人每分钟约为60次。婴幼儿生长发育需要大量的能量，因此他们的心脏会更快地跳动，以吸取更多的氧气并产生更多的能量。发育到一定程度时，身体不再需要大量能量，心率也随之减慢。

血液循环的机制

血液从心脏搏出再返回心脏就是血液循环。根据不同的循环途径，血液循环可以分为体循环和肺循环两个部分。两个循环互相衔接，同步进行。

体循环（下图 ❸～❺）
心脏泵出的血液流经全身再循环回到
心脏的时间大约需要20秒

肺循环（下图 ❶～❷）
心脏泵出的血液流经肺再次返回心脏
的时间需要3～4秒

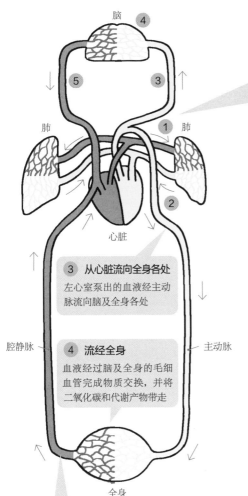

脑 ④

⑤ ③

肺 ① 肺

心脏 ②

3 从心脏流向全身各处
左心室泵出的血液经主动脉流向脑及全身各处

4 流经全身
血液经过脑及全身的毛细血管完成物质交换，并将二氧化碳和代谢产物带走

腔静脉 主动脉

全身

5 经由全身流回心脏
流经脑及全身的血液经腔静脉重新流回右心室

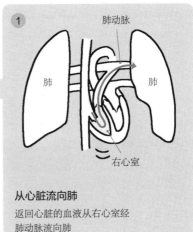

① 肺动脉

肺 肺

右心室

从心脏流向肺
返回心脏的血液从右心室经肺动脉流向肺

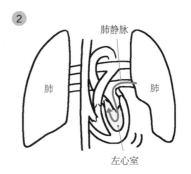

② 肺静脉

肺 肺

左心室

从肺流向心脏
血液在肺进行氧气和二氧化碳的气体交换后，再将富含氧气的血液通过肺静脉输送回左心室

相关阅读 毛细血管：第53页

遍布全身的血管的作用

毛细血管输送氧气和营养

血管可以分为动脉、静脉和毛细血管三种。心脏收缩将血液泵入动脉，血液经过各级动脉逐渐到达毛细血管，再经过毛细血管流向静脉，最后返回心脏。

血管遍布人体全身，总长度约为10万千米，相当于地球周长的两周半，其中99%都是毛细血管。毛细血管内径很窄，只能允许红细胞单行通过。毛细血管呈网状分布于全身各处，不断给每一个细胞输送氧气和营养，同时带走二氧化碳和代谢产物。

血管的种类

三种血管的功能、构造及血流速度各不相同。

	动脉	静脉	毛细血管
功能	将从心脏泵出的、富含氧气和营养的血液输送至全身各处	将从全身各处收集的含有二氧化碳和代谢产物的血液输送回心脏	遍布身体每个角落，负责氧气和二氧化碳、营养物质与代谢产物之间的交换
粗细及构造	血管壁较厚且弹性大	血管壁较薄且弹性小 静脉瓣	血管壁最薄且具有较高的渗透性，根据分布部位的组织功能差异而有所不同
特征	肌肉收缩可使血液快速流动，能够感知脉搏，主动脉血流速度可达50厘米/秒	肌肉收缩和身体活动带来的压力变化导致血液缓慢流动，有静脉瓣防止血液回流，腔静脉血流速度为25厘米/秒	末梢毛细血管的血流速度为0.1～1厘米/秒

全身的血管

人体全身的血管总长约10万千米，分布在身体表面的大部分是静脉。

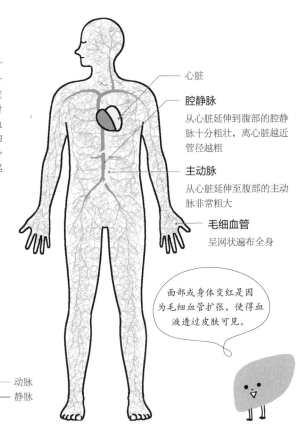

你知道吗？

为什么血管看起来是蓝色的？

血液明明是红色的，为什么手臂处的血管看起来却是蓝色的呢？那是因为通常我们看到的血管是静脉。静脉中的血液富含二氧化碳，血液中红细胞的血红蛋白与二氧化碳结合后变为暗红色，透过皮肤看起来就是蓝色的。

心脏

腔静脉
从心脏延伸到腹部的腔静脉十分粗壮，离心脏越近管径越粗

主动脉
从心脏延伸至腹部的主动脉非常粗大

毛细血管
呈网状遍布全身

面部或身体变红是因为毛细血管扩张，使得血液透过皮肤可见。

—— 动脉
—— 静脉

毛细血管物质交换的机制

毛细血管通过血液将动脉运送来的营养和氧气输送至全身细胞，再将细胞中的二氧化碳和代谢产物带回静脉。

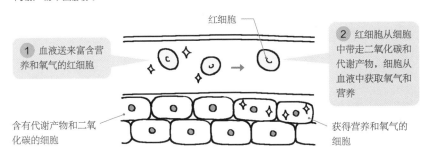

红细胞

1 血液送来富含营养和氧气的红细胞

2 红细胞从细胞中带走二氧化碳和代谢产物，细胞从血液中获取氧气和营养

含有代谢产物和二氧化碳的细胞

获得营养和氧气的细胞

血液约占人体体重的8%

运送氧气和营养，击退细菌和病毒

人体内的血液约占体重的8%。一个体重60千克的人，血液总量是4000～5000mL。血液由两部分组成，一部分是有形成分，另一部分是无形成分。有形成分主要是指血细胞，包括红细胞、白细胞和血小板。红细胞负责运送氧气和二氧化碳，白细胞能够攻击并吞噬细菌和病毒，而血小板则能够加速凝血并促进止血。血细胞主要从骨骼中的骨髓产生，每天约有2000亿个红细胞、1000亿个白细胞和1亿个血小板产生。无形成分主要是指血浆，血浆中90%都是水。血浆能够将激素和营养等运送至全身各组织器官，同时收集人体内的代谢产物并将其排出体外。

血液成分及其功能

血液中约一半是血浆，还含有红细胞、白细胞和血小板等有形成分。

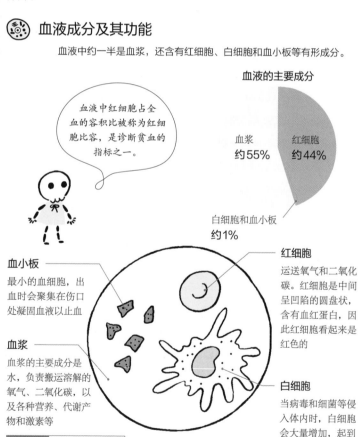

血液中红细胞占全血的容积比被称为红细胞比容，是诊断贫血的指标之一。

血液的主要成分

血浆
约55%

红细胞
约44%

白细胞和血小板
约1%

血小板
最小的血细胞，出血时会聚集在伤口处凝固血液以止血

血浆
血浆的主要成分是水，负责搬运溶解的氧气、二氧化碳，以及各种营养、代谢产物和激素等

红细胞
运送氧气和二氧化碳。红细胞是中间呈凹陷的圆盘状，含有血红蛋白，因此红细胞看起来是红色的

白细胞
当病毒和细菌等侵入体内时，白细胞会大量增加，起到防御和保护作用

相关阅读 白细胞：第124页

🫀 伤口结痂的原理

外伤导致血管破损后，在血小板和血浆、红细胞的作用下，伤口结成血痂。

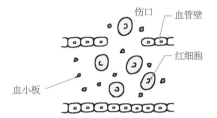

① 血管壁破裂，血液渗出导致出血

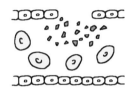

② 血管壁收缩使伤口缩小的同时，血小板聚集于伤口

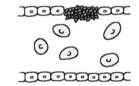

③ 聚集的血小板凝固，在伤口处结痂

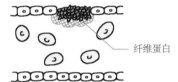

④ 在血浆中凝血因子的作用下，纤维蛋白形成网状结构，网罗红细胞等形成血凝块

🫀 什么是黏稠的血液

黏稠的血液指的是血液中含有过多中性脂肪和坏胆固醇的状态。血液是否黏稠无法通过肉眼观察，必须要通过正规检查来确定。

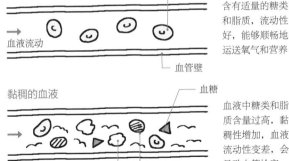

正常的血液

含有适量的糖类和脂质，流动性好，能够顺畅地运送氧气和营养

黏稠的血液

血液中糖类和脂质含量过高，黏稠性增加，血液流动性变差，会导致血管栓塞

血液变黏稠的主要原因

- 吸烟 ● 肥胖
- 饮酒 ● 缺乏运动
- 过度摄入油腻、高糖的食物
- 精神压力大

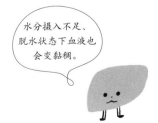

水分摄入不足、脱水状态下血液也会变黏稠。

相关阅读 胆固醇和中性脂肪：第130～133页

激素从何而来

维持人体健康的化学物质

激素是一种化学物质，通过调节各种功能使人体保持健康。例如，当身体缺水时，在激素作用下我们会感觉口渴。还有能够调节尿液浓度的激素，促使人体补充水分并保持体内水分平衡。

激素多由垂体和甲状腺等内分泌腺分泌，溶解于血液后被运送到全身各个部位。人体内有100多种激素，其作用各不相同。此外，特定的激素通常只作用于特定的器官，这是因为只有特定的器官上才有该激素的受体。

人体全身都在分泌激素

分泌激素的内分泌腺存在于身体的各个部位，这里仅介绍一些主要的器官。人体分泌的激素种类繁多，目前还没有明确的数量。

● 内分泌的工作机制

内分泌腺

分泌

血液

内分泌腺分泌的激素
进入毛细血管，随血
液输送至全身各处

● 人体主要的内分泌器官

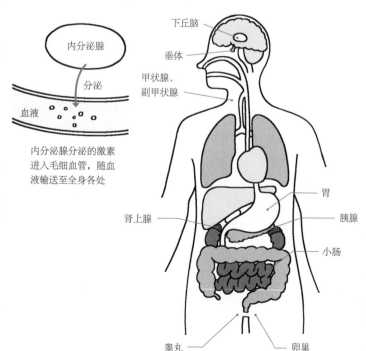

下丘脑
垂体
甲状腺、
副甲状腺
胃
胰腺
肾上腺
小肠
睾丸
卵巢

相关阅读 激素：第208～211页

激素分泌的流程

下丘脑通过释放激素作用于垂体，促使垂体分泌激素。垂体有调节全身激素分泌的重要作用。垂体分泌的激素被统称为垂体激素。

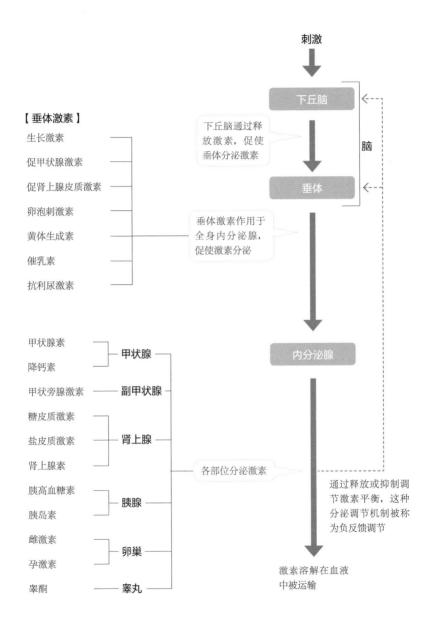

刺激

下丘脑

下丘脑通过释放激素，促使垂体分泌激素

垂体

脑

【垂体激素】

生长激素

促甲状腺激素

促肾上腺皮质激素

卵泡刺激素

黄体生成素

催乳素

抗利尿激素

垂体激素作用于全身内分泌腺，促使激素分泌

内分泌腺

甲状腺素
降钙素 ——— 甲状腺

甲状旁腺激素 ——— 副甲状腺

糖皮质激素
盐皮质激素 ——— 肾上腺
肾上腺素

各部位分泌激素

胰高血糖素
胰岛素 ——— 胰腺

雌激素
孕激素 ——— 卵巢

睾酮 ——— 睾丸

通过释放或抑制调节激素平衡，这种分泌调节机制被称为负反馈调节

激素溶解在血液中被运输

淋巴系统保护身体免受病菌侵害

搬运人体代谢废物且具有免疫功能

淋巴系统由遍布全身的淋巴管和淋巴结构成，是人体主要的运输通道。淋巴结就像关卡一样，分布于淋巴管各处。

淋巴液的主要成分是淋巴浆和淋巴细胞。淋巴浆是毛细血管中血浆的渗透液，负责运送血液无法搬运的代谢产物和脂肪。淋巴细胞是白细胞的伙伴，能够攻击并杀死细菌、病毒等。感冒时淋巴肿大，是因为淋巴细胞对外敌入侵有强烈的反应，导致淋巴结炎症。

全身的淋巴系统

淋巴系统遍布全身。人体约有800个淋巴结，集中分布在颈部、腋下和大腿根部等位置。

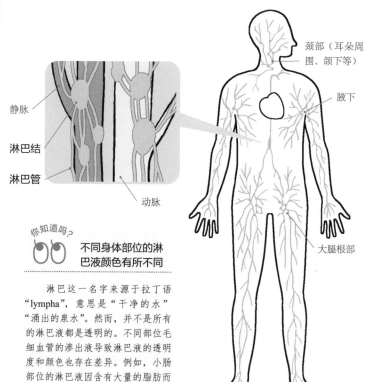

静脉

淋巴结

淋巴管

动脉

颈部（耳朵周围、颌下等）

腋下

大腿根部

你知道吗？

不同身体部位的淋巴液颜色有所不同

淋巴这一名字来源于拉丁语"lympha"，意思是"干净的水""涌出的泉水"。然而，并不是所有的淋巴液都是透明的。不同部位毛细血管的渗出液导致淋巴液的透明度和颜色也存在差异。例如，小肠部位的淋巴液因含有大量的脂肪而呈乳白色，因此也被称为白血。

淋巴系统的运行流程

淋巴管始于毛细淋巴管，穿过若干个淋巴结后逐渐变粗，最后汇合到静脉。淋巴系统单向流动，并不真正参与循环且流速缓慢，淋巴管中有与静脉类似的瓣膜。

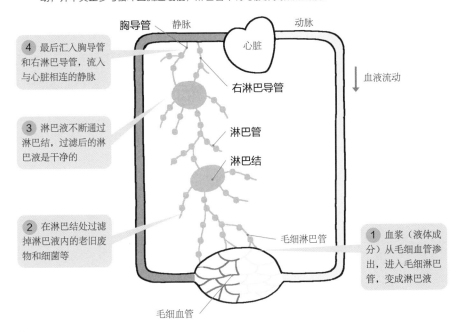

4 最后汇入胸导管和右淋巴导管，流入与心脏相连的静脉

3 淋巴液不断通过淋巴结，过滤后的淋巴液是干净的

2 在淋巴结处过滤掉淋巴液内的老旧废物和细菌等

1 血浆（液体成分）从毛细血管渗出，进入毛细淋巴管，变成淋巴液

胸导管　静脉　　动脉

心脏

右淋巴导管

血液流动

淋巴管

淋巴结

毛细淋巴管

毛细血管

淋巴结的过滤机制

淋巴结会多次过滤淋巴液，淋巴液中含有从血液中渗出的代谢废物，进一步清除其中的病原体等后，淋巴液再次返回血管，这样就抵抗了细菌和病毒的入侵。

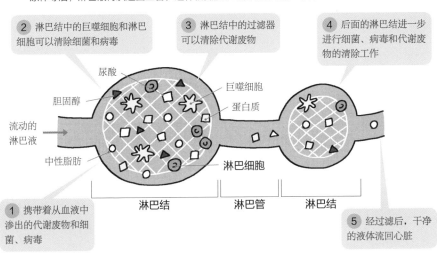

2 淋巴结中的巨噬细胞和淋巴细胞可以清除细菌和病毒

3 淋巴结中的过滤器可以清除代谢废物

4 后面的淋巴结进一步进行细菌、病毒和代谢废物的清除工作

尿酸

胆固醇

流动的淋巴液

中性脂肪

巨噬细胞

蛋白质

淋巴细胞

淋巴结　淋巴管　淋巴结

1 携带着从血液中渗出的代谢废物和细菌、病毒

5 经过滤后，干净的液体流回心脏

肾脏过滤血液生成尿液

肾脏是重要的人体器官，负责过滤血液中的代谢产物和有害物质等，最后产生尿液排出体外。肾脏位于脊柱两侧较腰部稍高的位置，心脏泵出的血液中约1/4流经肾脏。

肾脏形成尿液的基本单位是肾单位。每个肾脏中大约有100万个肾单位，肾单位负责过滤血液，产生原尿。原尿通过肾小管时，约99%的水分会被重吸收，盐分、蛋白质等身体必需的物质也会被重吸收。剩下1%的代谢废物和废水以尿液形式排出体外。

🔬 肾脏和膀胱的结构

肾脏的外形像蚕豆，每个肾脏重120～150克。肾脏产生的尿液通过输尿管流向膀胱。

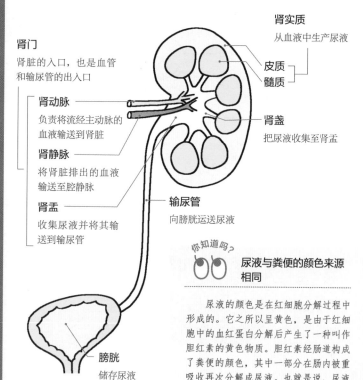

肾实质
从血液中生产尿液

皮质
髓质

肾门
肾脏的入口，也是血管和输尿管的出入口

肾动脉
负责将流经主动脉的血液输送到肾脏

肾静脉
将肾脏排出的血液输送至腔静脉

肾盂
收集尿液并将其输送到输尿管

肾盏
把尿液收集至肾盂

输尿管
向膀胱运送尿液

膀胱
储存尿液

你知道吗？

尿液与粪便的颜色来源相同

尿液的颜色是在红细胞分解过程中形成的。它之所以呈黄色，是由于红细胞中的血红蛋白分解后产生了一种叫作胆红素的黄色物质。胆红素经肠道构成了粪便的颜色，其中一部分在肠内被重吸收再次分解成尿液。也就是说，尿液和粪便的颜色都来自胆红素。

尿液的产生

肾脏从血液中筛分出代谢废物和身体所需物质，并将代谢废物以尿液形式排出体外。

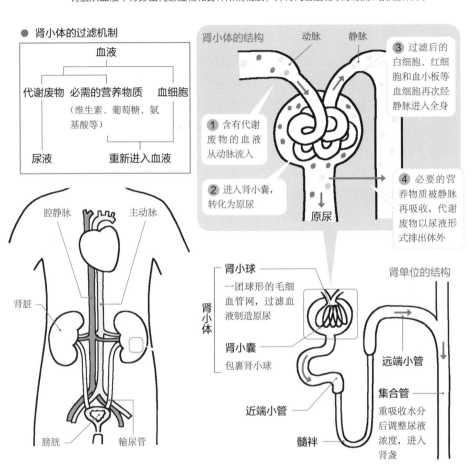

● 肾小体的过滤机制

血液

代谢废物　必需的营养物质　血细胞
（维生素、葡萄糖、氨基酸等）

尿液　　　　重新进入血液

肾小体的结构　　　动脉　　静脉

3 过滤后的白细胞、红细胞和血小板等血细胞再次经静脉进入全身

1 含有代谢废物的血液从动脉流入

2 进入肾小囊，转化为原尿

4 必要的营养物质被静脉再吸收，代谢废物以尿液形式排出体外

原尿

腔静脉　　　主动脉

肾脏

膀胱　　　输尿管

肾小球
一团球形的毛细血管网，过滤血液制造原尿

肾小体

肾小囊
包裹肾小球

肾单位的结构

远端小管

集合管
重吸收水分后调整尿液浓度，进入肾盏

近端小管

髓袢

尿检在检查什么

体检项目中的尿检项目，主要通过以下指标了解我们的身体是否存在疾病的早期信号。

肾功能是否异常

根据尿液中蛋白质和葡萄糖含量，以及尿液的颜色和浓度，判断肾脏是否出现异常。

血糖是否正常

根据尿液中葡萄糖含量，判断血糖值异常引起糖尿病的可能性。

尿液中是否有血

如果尿液中有血，那么可能是肾脏、输尿管、尿道或膀胱等部位出血。

牙齿是人体最坚硬的部分

耐咀嚼的坚固物质

牙齿是咀嚼食物的器官。牙根部分紧紧嵌在颌骨上，牙齿由极其坚硬的组织组成，因此牙齿咀嚼时的力量可以达到成人体重的力量。一般意义上的"牙齿"指的是牙冠表面，由牙釉质组成，它是人体中最坚硬的物质。牙釉质下面是牙本质，牙龈里的牙根部分由和骨头一样硬的牙骨质组成。牙周膜覆盖在牙骨质外面，有缓冲咀嚼时所产生压力的作用，牙髓也在其中。长龋齿会牙疼，正是因为牙髓受到了龋齿细菌的侵犯。

🦷 牙齿的种类和作用

人类出生后8个月左右开始萌出的牙齿叫作乳牙，共20颗。6岁左右开始萌出的牙齿被称为恒牙，上、下颌加起来共有28 ~ 32颗。

● 牙齿的种类

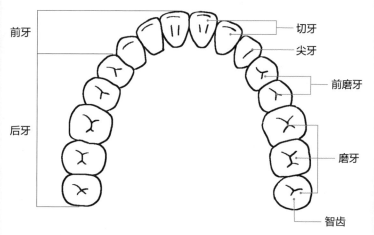

前牙 ——— 切牙
尖牙
前磨牙
后牙
磨牙
智齿

● 不同形状的牙齿作用不同

切牙
咬切食物

尖牙
撕扯食物

前磨牙
研磨食物

磨牙
进一步粉碎食物

🦠 牙齿的结构

通常我们看到的牙齿表面的白色部分叫作牙冠，嵌在牙龈里的部分叫作牙根。即使是同一颗牙齿，其上面部分的牙冠和下面部分的牙根的构成成分也有所不同。

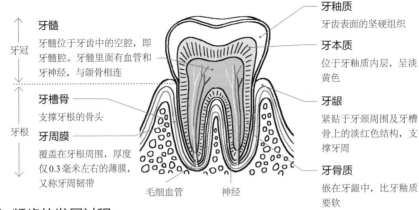

牙髓
牙髓位于牙齿中的空腔，即牙髓腔。牙髓里面有血管和牙神经，与颌骨相连

牙冠

牙根

牙槽骨
支撑牙根的骨头

牙周膜
覆盖在牙根周围，厚度仅 0.3 毫米左右的薄膜，又称牙周韧带

毛细血管　神经

牙釉质
牙齿表面的坚硬组织

牙本质
位于牙釉质内层，呈淡黄色

牙龈
紧贴于牙颈周围及牙槽骨上的淡红色结构，支撑牙周

牙骨质
嵌在牙龈中，比牙釉质要软

🦠 龋齿的发展过程

导致龋齿的主要细菌是变形链球菌。糖分堆积在牙齿上会形成牙菌斑，变形链球菌繁殖产生的酸会侵蚀牙釉质。

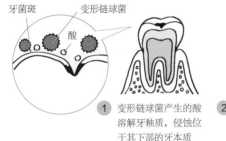

牙菌斑　　变形链球菌

酸

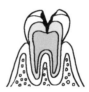 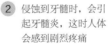 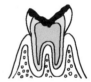

1 变形链球菌产生的酸溶解牙釉质，侵蚀位于其下部的牙本质

2 侵蚀到牙髓时，会引起牙髓炎，这时人体会感到剧烈疼痛

3 当牙冠全部溶解，牙神经死亡后，疼痛感消失。但当牙根积脓感染时，疼痛感加剧

🦠 牙周病的发展过程

牙周病是一种因细菌感染而使支撑牙齿的牙龈肿胀、牙槽骨溶解导致牙齿脱落的疾病。

牙龈炎　　　轻度牙周炎　　　中度牙周炎

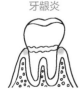 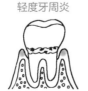 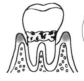

> 如果你得了重度牙周炎，牙槽骨被破坏，那么牙齿就会变得摇晃晃哟。

1 食物残渣等滞留，形成牙菌斑，尚无痛感

2 牙齿坚硬的部分与牙龈之间出现较深缝隙，牙龈肿胀流血

3 细菌进入牙齿与牙龈间的缝隙，牙龈开始流脓。牙龈剧烈疼痛，牙槽骨开始被破坏

进食离不开舌头和唾液

舌头的作用不只是感受味道

舌头表面聚集着味蕾，一般而言，正常成人有10000多个味蕾。味蕾中的味觉细胞受到食物刺激，就会将信号传送到脑的味觉中枢，这样我们就能感受食物的味道。唾液的作用有很多，它能够帮助吞咽和消化食物，以及保持口腔清洁等。唾液主要由三大唾液腺分泌，成人每天的唾液分泌量是1000～1500mL。我们的口腔中经常有2～3mL唾液。

人们往往认为舌头只是感受味道的器官，事实上它在口腔中发挥着各种各样的作用。比如，说话时舌头也起着重要作用。

舌头的作用

舌头全部由肌肉组成，可以在口腔中前后左右灵活地移动，同时可以自由改变形状。进食和发声时，舌头同样发挥作用。

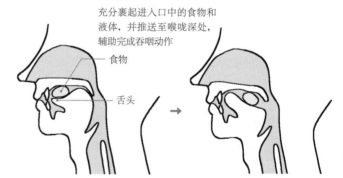

吞咽时
充分裹起进入口中的食物和液体，并推送至喉咙深处，辅助完成吞咽动作

食物
舌头

咀嚼时
促进唾液分泌，搅拌食物使其与唾液充分混合成易于吞咽的形状

品尝时
通过舌头表面的细胞感受味道、温度和食物的口感

发声时
舌尖在牙齿背面、上腭等不同地方移动，将声音转化为语言

当舌头根部的肌肉力量减弱，睡觉时就会阻塞气道，出现呼吸不畅的情况。

相关阅读 舌头：第94页

唾液的七大作用

唾液的作用有很多，不仅可以促进消化和吸收，而且与疾病预防等密切相关，是保持健康必不可少的体液。

消化作用

唾液含有一种叫作淀粉酶的消化酶，它能将淀粉分解成葡萄糖，使进入口腔的食物变得柔软。

净化作用

保持口腔湿润，避免食物粘在口腔和牙齿表面，冲洗掉食物残渣和细菌。

再矿化作用

牙齿表面的牙釉质被溶解后，唾液中的磷酸和钙会将流失的部分修复如初。

保护作用

黏稠的黏蛋白可以保护口腔内侧黏膜免受各种刺激。

抗菌作用

唾液中的免疫球蛋白A、溶菌酶、乳铁蛋白等抗菌成分能够抑制细菌繁殖，预防龋齿及牙周病等发生。

增加味觉敏感性

食物溶解在唾液中，我们更容易感受食物的味道。

预防龋齿

变形链球菌是引起龋齿的元凶。进食后，变形链球菌增多，在口腔中形成酸性环境。在唾液的作用下，酸性口腔环境恢复中性，从而抑制变形链球菌的繁殖。

相关阅读　牙齿：第62页，消化：第66页

唾液中99%是水

唾液是唾液腺从血液中过滤而来的液体。唾液一部分来自血液，还有一部分是由唾液腺新产生的。

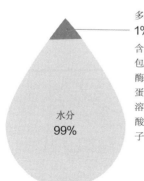

多种成分
1%

含有100多种成分，包括磷酸、钙、淀粉酶、黏蛋白、免疫球蛋白A、乳铁蛋白、溶菌酶、糖蛋白、碳酸氢盐及各种生长因子等

水分
99%

● 唾液产生的地方

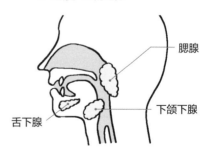

腮腺

下颌下腺

舌下腺

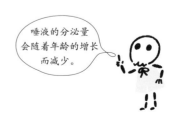

唾液的分泌量会随着年龄的增长而减少。

23

人体是如何吸收营养的

消化和吸收食物，保护身体免受病毒侵害

将通过进食摄取的食物分解成可以吸收的营养物质的过程叫作消化。负责摄取食物、消化、吸收及排泄的器官，被统称为消化器官。

消化器官包括与消化、吸收和排泄直接相关的消化管，以及分泌消化酶等的消化腺，其中消化腺包括唾液腺、肝脏、胰腺。消化器官的一大组成部分是消化管。消化管是一条起自口腔，延续为咽、食管、胃、小肠、大肠到肛门的管道，正常成人的消化管长约9米。消化管能够抵御与食物一起进入人体的病毒和细菌，具备保护身体的免疫功能。

消化器官的功能和消化所需的时间

从进食到排泄，消化吸收过程一般需要24～72小时。在主要负责消化的部位，食物通过时间较短；在主要负责吸收的部位，食物通过时间较长。

消化器官	消化液（每日分泌量）	功能	通过时间
1 口腔	唾液（1000～1500mL）	消化	
2 食管		输送食物的通道	固体食物为30～60秒，液体食物为1～6秒
3 胃	胃液（1500～2500mL）	消化	固体食物为2～4小时，液体食物为1～5分钟
4 十二指肠	胰液（胰腺分泌，700～1000mL）胆汁（肝脏分泌，500～1000mL）	消化	
5 空肠和回肠	肠液（1000～3000mL）	消化和吸收	7～9小时
6 大肠		吸收水分	十几个小时
7 肛门		排泄	

相关阅读　食管和胃：第68页，小肠：第70页，大肠和肛门：第72页，十二指肠：第76页

三大营养物质的消化过程

从口腔到小肠，营养物质在各个器官消化液中消化酶的作用下被分解，最终被小肠吸收，进入毛细血管和淋巴管。

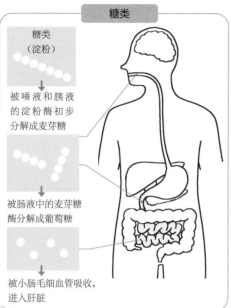

糖类

糖类
（淀粉）

被唾液和胰液的淀粉酶初步分解成麦芽糖

被肠液中的麦芽糖酶分解成葡萄糖

被小肠毛细血管吸收，进入肝脏

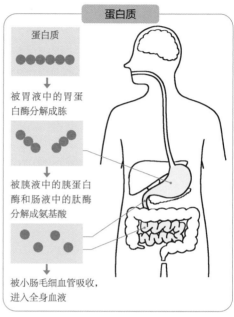

蛋白质

蛋白质

被胃液中的胃蛋白酶分解成胨

被胰液中的胰蛋白酶和肠液中的肽酶分解成氨基酸

被小肠毛细血管吸收，进入全身血液

你知道吗？

体温下降，消化酶的功能随之下降

消化酶在37℃左右的环境中最为活跃。数据显示，在此基础上仅上下浮动0.5℃，消化酶的活性就会下降30%～50%。一般认为体温降低1℃，消化酶的活性就会变迟钝，消化功能也随之下降。

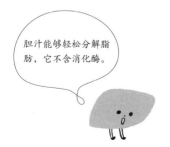
胆汁能够轻松分解脂肪，它不含消化酶。

脂质

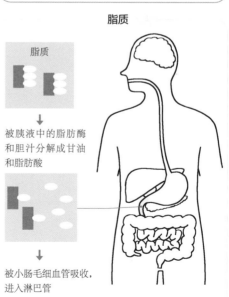

脂质

被胰液中的脂肪酶和胆汁分解成甘油和脂肪酸

被小肠毛细血管吸收，进入淋巴管

24

胃把食物变成食糜

消化和吸收器官——食管和胃

通过胃蠕动和胃液消化食物

食管连接喉咙和胃，负责将食物运送到胃。食管下面是胃——一个袋状的消化器官。胃的内侧被黏膜覆盖，外侧被发达的肌肉覆盖。当食物进入胃里，胃就会进行反复地收缩、松弛运动——胃蠕动。胃蠕动可以将食物充分混合，并将食物磨碎。胃蠕动由3层肌肉完成，每分钟有规律地发生3次左右。胃内侧的黏膜会分泌含有盐酸和消化酶的胃液，把食物消化成食糜状态，之后从胃的出口幽门流向十二指肠。

🫧 胃的结构和功能

空腹状态下，成人的胃如同拳头大小。正常进餐后，胃会膨胀至原来的15～20倍，容量高达1500～2000mL。

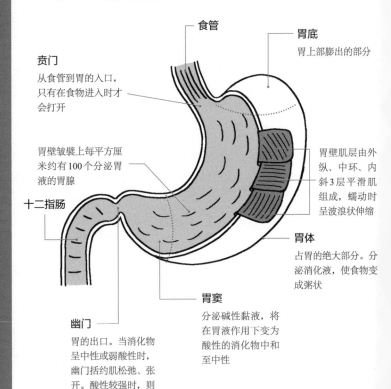

食管

胃底
胃上部膨出的部分

贲门
从食管到胃的入口，只有在食物进入时才会打开

胃壁皱襞上每平方厘米约有100个分泌胃液的胃腺

胃壁肌层由外纵、中环、内斜3层平滑肌组成，蠕动时呈波浪状伸缩

十二指肠

胃体
占胃的绝大部分。分泌消化液，使食物变成粥状

胃窦
分泌碱性黏液，将在胃液作用下变为酸性的消化物中和至中性

幽门
胃的出口。当消化物呈中性或弱酸性时，幽门括约肌松弛、张开。酸性较强时，则会反射性收缩闭合

胃蠕动机制

胃每隔15～20秒进行一次蠕动运动，把进入胃里的食物以每次4厘米左右的距离送到胃的出口。

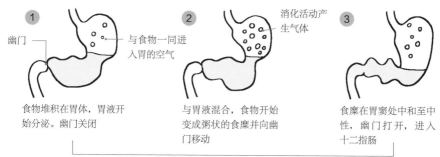

1 食物堆积在胃体，胃液开始分泌。幽门关闭

2 与胃液混合，食物开始变成粥状的食糜并向幽门移动

3 食糜在胃窦处中和至中性，幽门打开，进入十二指肠

整个消化过程需2～4小时

你知道吗？

胃痛和胃胀大有不同

胃痛和胃胀都是影响胃部消化活动的症状，但原因完全不同。胃痛通常是自主神经紊乱等导致胃酸分泌量增加、黏膜发生炎症而引起的。胃胀则是由于胃功能减弱导致胃酸分泌量减少，从而引起了消化不良症状。

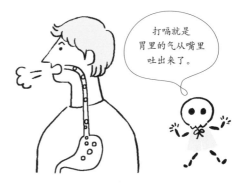

打嗝就是胃里的气从嘴里吐出来了。

食管蠕动机制

无论身体姿势处于倒立还是躺卧，食物都不会停留在食管或逆行反流。这是因为食物并不是依靠重力下传至食管的，而是通过蠕动运动来传递的。

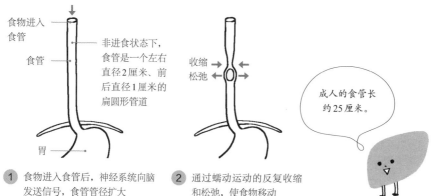

食物进入食管

食管

非进食状态下，食管是一个左右直径2厘米、前后直径1厘米的扁圆形管道

收缩
松弛

胃

成人的食管长约25厘米。

1 食物进入食管后，神经系统向脑发送信号，食管管径扩大

2 通过蠕动运动的反复收缩和松弛，使食物移动

25

消化和吸收器官——小肠

小肠具有吸收营养的作用和免疫功能

小肠负责食物的最终消化和营养吸收

十二指肠、空肠和回肠三个部分被统称为小肠。小肠全长7～8米，负责进一步消化和吸收胃初步消化的食糜。在小肠分泌的消化液即肠液的作用下，食物被分解为可吸收的葡萄糖和氨基酸等营养成分并被小肠黏膜吸收。小肠黏膜的皱襞上分布着许多绒毛状突起，极大地增加了小肠的吸收面积，提高了营养的吸收效率。此外，小肠内还有一种叫派尔集合淋巴结的免疫组织，可以清除与食物一起摄入小肠的病毒和细菌。

🦠 小肠的结构

小肠由十二指肠、空肠和回肠三部分组成，其中，空肠和回肠没有明确的分界线。

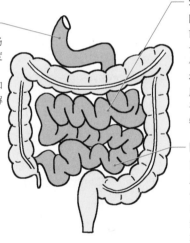

十二指肠
十二指肠是小肠的第一段，长度大约为25厘米。它既接收胰液和胆汁，又要分解胃运来的消化物

空肠
除十二指肠外的小肠的前半段，约占空回肠全长的2/5，主要负责消化。空肠黏膜有许多环状襞，大大增加了肠黏膜的表面积。由于空肠平滑肌发达，挤压消化物的力量很强

回肠
除十二指肠外的小肠的后半段，约占空回肠全长的3/5，主要负责吸收。回肠有发达的派尔集合淋巴结，承担免疫功能

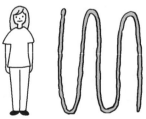

小肠的长度为7～8米

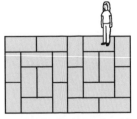

小肠内侧的环状襞展开后，面积约为32平方米

小肠的内部结构

小肠内侧的构造可以吸收更多营养。

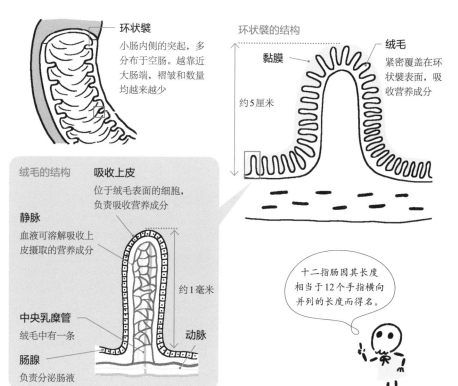

环状襞
小肠内侧的突起，多分布于空肠。越靠近大肠端，褶皱和数量均越来越少

环状襞的结构

黏膜

绒毛
紧密覆盖在环状襞表面，吸收营养成分

约5厘米

绒毛的结构

吸收上皮
位于绒毛表面的细胞，负责吸收营养成分

静脉
血液可溶解吸收上皮摄取的营养成分

约1毫米

中央乳糜管
绒毛中有一条

动脉

肠腺
负责分泌肠液

十二指肠因其长度相当于12个手指横向并列的长度而得名。

小肠的免疫功能

分布在回肠绒毛之间的派尔集合淋巴结主要承担免疫功能。肠道聚集了全身约70%的免疫细胞，肠道的免疫功能被称为肠道免疫。

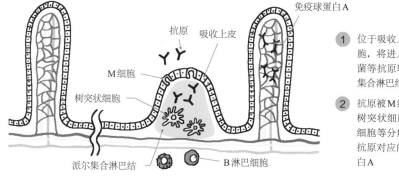

免疫球蛋白A

抗原

吸收上皮

M细胞

树突状细胞

派尔集合淋巴结

B淋巴细胞

1 位于吸收上皮的M细胞，将进入肠内的细菌等抗原转运到派尔集合淋巴结

2 抗原被M细胞附近的树突状细胞和B淋巴细胞等分解，产生与抗原对应的免疫球蛋白A

产生并排泄粪便，消化器官最后的工作

大肠是从小肠向下延伸的脏器，正常成人的大肠长约1.5米。结肠是大肠的主要部分，它接受小肠下传的食物残渣，并吸收其中的水分和矿物质，食物残渣自身转化为固体粪便。这些固体粪便约占粪便的1/4，其余均为水分。

肛门包括肛门内括约肌和肛门外括约肌，前者为了协助排便可自主松弛，后者可以在意识控制下收缩和松弛，在两者共同作用下防止大便失禁。粪便从结肠进入直肠，当粪便充满直肠时，大脑发出指令产生便意，最终经消化系统的出口肛门排出体外。

🦠 粪便在大肠中的产生过程

大肠围绕人体腹部一周，由盲肠、结肠和直肠三部分组成。在小肠中被吸收了营养成分的液体食物残渣进入大肠，其水分逐渐被大肠吸收，成为固体粪便。

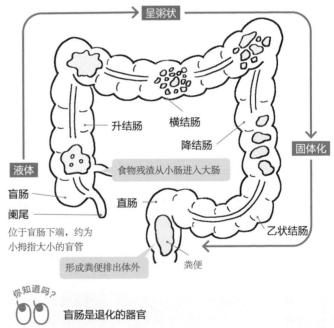

呈粥状

升结肠

横结肠

降结肠

固体化

液体

食物残渣从小肠进入大肠

盲肠

阑尾

位于盲肠下端，约为
小拇指大小的盲管

直肠

乙状结肠

形成粪便排出体外

粪便

你知道吗？

盲肠是退化的器官

食草动物通过盲肠内的肠内细菌分解草中的纤维素，从而获取糖类、维生素和氨基酸等营养成分。人类的盲肠曾经也具备同样的功能，但是随着食物来源多样化，盲肠逐渐退化，直至退化为没有实际作用的器官。

粪便的75%是水分

粪便的主要成分是水。粪便的颜色是由胆红素在十二指肠处形成的。

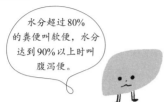

水分超过80%的粪便叫软便，水分达到90%以上时叫腹泻便。

粪便的主要成分占比

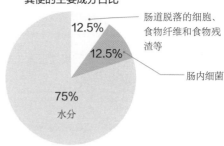

- 12.5% 肠道脱落的细胞、食物纤维和食物残渣等
- 12.5% 肠内细菌
- 75% 水分

肠内细菌的作用

肠道内约有1000种、100万亿个肠内细菌，根据不同的作用可分为有益菌、有害菌和中性菌。肠内细菌的比例会根据年龄的不同而发生变化。随着年龄的增长，有害菌的比例会增加。

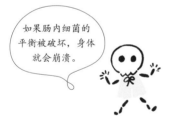

如果肠内细菌的平衡被破坏，身体就会崩溃。

三种肠道细菌的比例

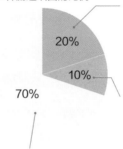

- 20%
- 10%
- 70%

有益菌
能够制造维生素、辅助消化吸收、预防感染，协助保持人体健康。常见的有益菌有双歧杆菌、乳酸菌等

有害菌
分解肉类等蛋白质，产生有害物质。有害菌过多会导致腹泻、便秘等不适症状和疾病。粪便气味的来源就是有害菌与食物残渣发生反应时产生的气体味道

中性菌
有益菌多时转变为有益菌，有害菌多时则转变为有害菌

排便的机制

排便行为是在直肠和大脑传导信号的共同作用下进行的。直肠有很多感知粪便的神经，如果经常憋便就会降低神经的敏感度，后果就是难以感觉到便意，最终导致便秘。

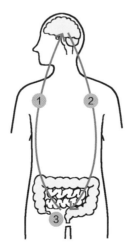

1 直肠到大脑（排便反射）
当粪便堆积在直肠时，信号通过脊髓发送到大脑，让人体感受到便意

2 从大脑到直肠
从大脑向肛门下达排便指令

3 括约肌舒张
排便指令发出后，腹肌收缩，腹压增加，肛门括约肌舒张，准备排便

肝脏是人体的劳模

人体内的化工厂，每天执行500多种重要任务

肝脏是人体最大的内脏器官，有1～1.5千克。它有500多种职能，最主要的是处理人体摄入的营养成分。此外，还包括分泌胆汁和解毒等功能。

作为人体主要的能量来源，糖类在小肠处被分解后，经门静脉进入肝脏。肝脏将其分解成可作为能量使用的葡萄糖，释放到血液中供应全身能量需要。过剩的葡萄糖会被肝脏转化为一种叫作糖原的物质，储存在肝脏中。肝脏分解和合成蛋白质时，会产生对人体有毒的氨。肝脏将其转化为尿素，释入血液中，再以尿液的形式经肾脏排出。

消化器官吸收的营养被运送到肝脏

肠胃吸收的营养聚集在门静脉，被运送到肝脏。肝脏储存的营养物质通过肝静脉和腔静脉输送到心脏，再泵送至全身。

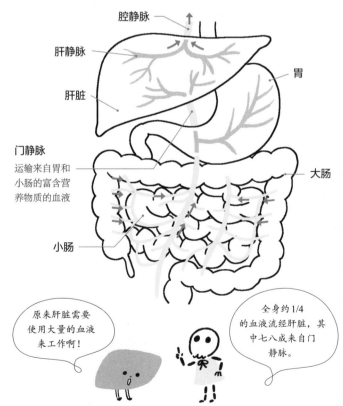

腔静脉

肝静脉

肝脏

胃

门静脉
运输来自胃和小肠的富含营养物质的血液

大肠

小肠

原来肝脏需要使用大量的血液来工作啊！

全身约1/4的血液流经肝脏，其中七八成来自门静脉。

肝脏的作用

肝脏负责合成及存储营养物质，必要时给身体提供能量，常被比喻为生产工厂。此外，它在生成帮助消化的胆汁和解毒等方面也发挥重要作用。总之，肝脏的健康对维持生命至关重要。

分解和合成营养物质

除糖类、蛋白质、脂质外，肝脏还能分解和合成营养物质。

存储和代谢能量

肝脏可以储存糖原、脂肪及来自肠道的维生素、铁等物质，必要时为人体提供能量。

产生胆汁

胆汁主要来自衰老红细胞释放的血红蛋白。胆汁可以促进脂肪的消化和吸收。

解毒

进入血液中的有毒物质、人体的代谢产物和酒精等能够被肝脏解毒。经过肝脏处理的上述物质，最终随胆汁和尿液排出体外。

酒精的吸收和分解过程

进入体内的酒精被肝脏分解后，最终变成尿液和汗液被排出体外。当人体摄入过多酒精时，肝脏无法及时代谢，导致残留酒精过多，就会发生醉酒情况。

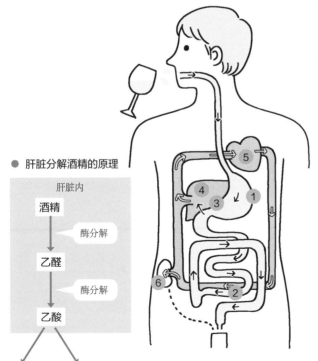

● 肝脏分解酒精的原理

肝脏内

酒精 → （酶分解） → 乙醛 → （酶分解） → 乙酸 → 二氧化碳 / 水

1 被胃吸收
进入胃的酒精有20%被胃吸收

2 被小肠吸收
剩余的酒精被小肠吸收

3 进入肝脏
肠胃吸收的酒精经门静脉进入肝脏

4 肝脏分解
酒精被分解成乙醛，继而被分解成乙酸

5 由心脏运送至全身
肝脏产生的乙酸被运送到心脏，再由心脏泵送至全身

6 进入肌肉和脂肪组织后被分解
最终被分解为水和二氧化碳，随汗液、尿液和呼吸排出体外

一消化就出动的胆囊和胰腺

胆汁和胰液进入十二指肠，共同促进消化

食物开始消化时，肝脏和胰腺会向十二指肠分泌消化液。胆囊位于肝脏下方，是一个形似小袋子的器官，主要负责浓缩和储存肝脏制造的胆汁。胆汁有促进脂肪消化的作用，当脂肪含量高的食物进入十二指肠时，胆囊就会发生反应，通过胆总管排放胆汁。

胰腺位于胃后方，是一个长约15厘米的器官，它会分泌胰液和激素。胰液是非常强大的消化液，含有淀粉酶、胰蛋白酶、脂肪酶等消化酶，有分解多种营养物质和促进食物消化的作用。

连接十二指肠的胆囊和胰腺

胰腺位于胃的后面，胰头部被十二指肠包绕。胆囊通过肝总管与肝脏相连，通过胆总管与十二指肠相连。

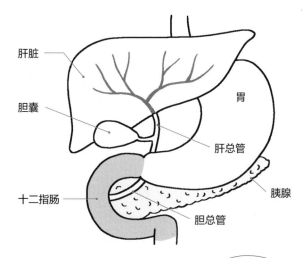

肝脏

胆囊

胃

肝总管

十二指肠

胰腺

胆总管

● 两种消化液的作用

胆汁

对脂肪进行乳化，使其易于被小肠消化吸收，同时促进脂溶性维生素的吸收。

胰液

负责分解糖类、蛋白质和脂肪，同时还有中和胃酸的作用。

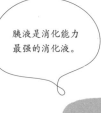

胰液是消化能力最强的消化液。

胆汁和胰液的分泌机制

当食糜进入十二指肠时，十二指肠开始分泌激素，刺激胆汁和胰液分泌。

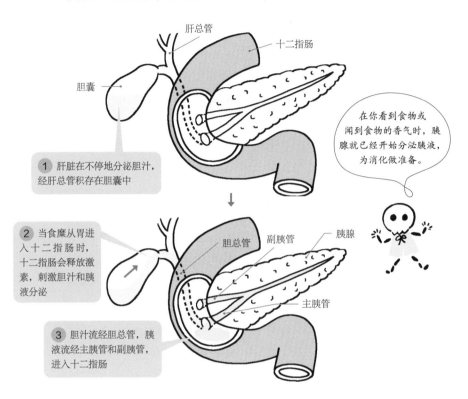

肝总管

十二指肠

胆囊

在你看到食物或闻到食物的香气时，胰腺就已经开始分泌胰液，为消化做准备。

1 肝脏在不停地分泌胆汁，经肝总管积存在胆囊中

2 当食糜从胃进入十二指肠时，十二指肠会释放激素，刺激胆汁和胰液分泌

胆总管　副胰管　胰腺

主胰管

3 胆汁流经胆总管，胰液流经主胰管和副胰管，进入十二指肠

胰腺的两大作用

胰腺有两个重要的作用。一个是消化，另一个是通过胰腺中胰岛细胞产生的激素来调节血糖水平。

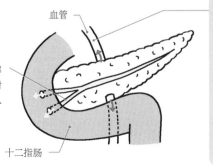

血管

外分泌功能
（分泌胰液）

胰液含有能够分解糖类、蛋白质和脂肪的消化酶，流入十二指肠

十二指肠

内分泌功能（分泌激素）

分泌胰岛素和胰高血糖素并溶于血液，调整血糖水平

胰岛素

降低血糖水平的激素。将葡萄糖转化为糖原储存在肝脏中，进餐时随着血糖水平升高而释放

胰高血糖素

提高血糖水平的激素。将储存在肝脏中的糖原转化为葡萄糖，空腹血糖水平较低时释放

脑是支持人类生命和活动的司令部

不同脑区负责不同功能

脑接收来自身体各部位的信息并发出指令，是维持生命的重要器官。脑可分为大脑、小脑和脑干三部分，成人脑的重量为1.2～1.6千克，其中大脑占80%。

大脑分为左脑和右脑两个半球，负责思维和语言等智力活动。小脑位于颅后窝，负责控制身体平衡和运动功能。而与脊髓相连的脑干则控制着意识、呼吸和循环等与生命有关的功能。脑作为人体最重要的器官之一，受到颅骨和有三层结构的脑脊膜保护，防止损伤。

🧠 脑的结构和主要功能

脑由大脑、小脑和脑干三部分组成，每个部分的作用各不相同。连接大脑和脊髓的部分是脑干，小脑位于颅后窝且一半隐藏在大脑下方。

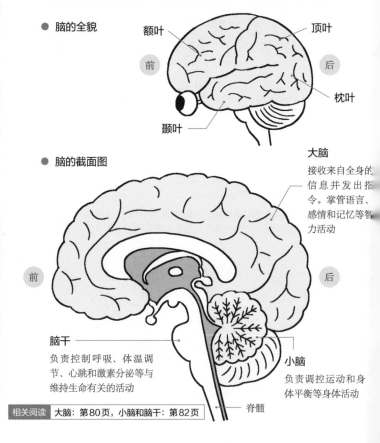

● 脑的全貌

额叶　顶叶

前　后

枕叶

颞叶

● 脑的截面图

大脑
接收来自全身的信息并发出指令。掌管语言、感情和记忆等智力活动

前　后

脑干
负责控制呼吸、体温调节、心跳和激素分泌等与维持生命有关的活动

小脑
负责调控运动和身体平衡等身体活动

脊髓

相关阅读　大脑：第80页，小脑和脑干：第82页

左脑和右脑分工不同

　　大脑可以分为左脑和右脑两部分。两侧大脑通过一束叫作胼胝体的粗大神经纤维连接，实现相互协作。

前

胼胝体（位于大脑正中央）

左脑的主要功能

- 控制右侧肢体
- 阅读、写作和说话等语言活动
- 逻辑思维、科学思维
- 感知时间
- 计算能力
- 推理能力

左脑

右脑

右脑的主要功能

- 控制左侧肢体
- 五种感官的感知能力
- 图像化能力、绘画及欣赏和演奏音乐
- 创造力和艺术感
- 创意及想象
- 方向和空间识别

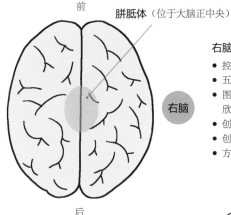

后

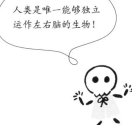

人类是唯一能够独立运作左右脑的生物！

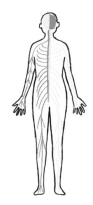

● 神经左右交叉

从大脑到全身的神经在脑干延髓处左右交叉。左脑支配右侧躯干，右脑支配左侧躯干

 ## 向全身传递信息的神经传导机制

　　脑发送给全身的指令信息是由无数个神经元完成的，神经元与神经元之间的连接部分被称为突触。

神经元

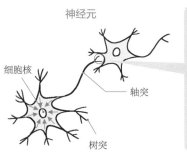

细胞核

轴突

树突

突触
轴突　突触囊泡　树突

电信号

神经递质

受体

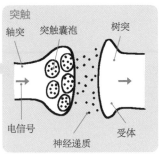

神经信息的传递速度大约是60米/秒。

当刺激从树突传递到神经元时，神经元内会产生电信号，信息即以电信号的形式在细胞内传递

当电信号到达神经元轴突顶端时，突触囊泡释放神经递质，将电信号传递给相邻神经元树突上的受体

大脑掌管情感、记忆和信息处理

负责智力活动的大脑皮质和负责本能活动的大脑髓质

大脑被深沟分为额叶、顶叶、颞叶和枕叶等区域，还可以分为覆盖表面的大脑皮质和位于其下方的大脑髓质。大脑皮质是大脑最发达的部分，不同部位的大脑皮质承担不同的功能。

神经纤维成束分布的大脑髓质包含边缘系统，它包围着连接左右大脑的胼胝体，参与记忆、情感、进食及性欲等人体本能的活动。边缘系统中的海马与瞬时记忆有关，当瞬时记忆需要转化为稳定的长期记忆时，海马就会将这些信息发送至大脑皮质。

大脑皮质各部位的作用

大脑皮质各区域承担的功能有所不同。

第一躯体感觉区
接收来自皮肤和肌肉的感觉信息，能够感受物品的体积大小、触感、痛感、温度和压力

味觉区
用舌头感受味道

第一躯体运动区
发出支配躯体的指令

中央沟

视觉联合区
根据过去的记忆等创建视觉图像

前额叶联合区
既与思考、推理、创造等认知活动有关，也与情感等精神活动密切相关

前

后

运动性语言区
负责说话和发声功能

外侧沟

第一听区
感知耳朵传来的声音

颞叶联合区
根据视觉区分形状和颜色

听觉性语言中枢
听懂他人话语，理解语意并能转化成语言

第一视区
理解看到的视觉信息的含义

掌管记忆的部位及其结构

记忆储存在大脑皮质，但根据记忆内容的不同，发挥作用的部位也不同。

● 大脑内部透视图（从左侧）

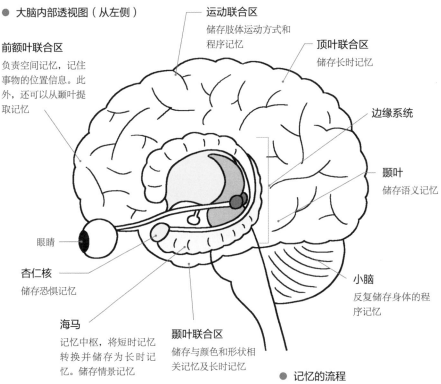

运动联合区
储存肢体运动方式和程序记忆

顶叶联合区
储存长时记忆

前额叶联合区
负责空间记忆，记住事物的位置信息。此外，还可以从颞叶提取记忆

边缘系统

颞叶
储存语义记忆

眼睛

杏仁核
储存恐惧记忆

小脑
反复储存身体的程序记忆

海马
记忆中枢，将短时记忆转换并储存为长时记忆。储存情景记忆

颞叶联合区
储存与颜色和形状相关记忆及长时记忆

● 记忆的种类

	内容	储存部位
语义记忆	物体、人和地名等一切事物的名称，以及味道、气味和知识的记忆	颞叶
程序记忆	使用物品、演奏乐器、骑自行车、驾驶及运动等，需要身体反复练习获得经验的记忆	小脑
情景记忆	基于个人亲身经历的记忆	海马体、额叶
恐惧记忆	可怕的经历和深受伤害的记忆	杏仁核

● 记忆的流程

在海马中储存

短时记忆 → 很快忘记 → 短时记忆 → 很快忘记 → 长时记忆

多次重复后，海马就能将其转化为长时记忆

经过海马周围的记忆回路后，保存在大脑皮质的各联合区 → 长时记忆

在大脑下方起重要作用的小脑、间脑和脑干

位于大脑下方，支持生命和运动的器官

小脑位于大脑的后下方，重量约为120克，仅为大脑的1/10左右，但神经细胞的数量却是它的数倍。小脑收集并调整与身体方向、动作及平衡相关的信息，以便能够根据大脑下达的指令进行运动。例如，人们反复练习一项运动就能提高水平，正是因为小脑在不断进行调整。

脑干由中脑、脑桥和延髓构成，位于大脑之下，与脊髓相连。脑干高度约为7.5厘米，是一个约拇指大小的小器官，但它与呼吸、血液循环和体温调节等维持生命的功能密切相关。

小脑是进行目标运动的指挥官

小脑位于大脑的后方。小脑的指令通过脑干传递到脊髓，再经周围神经系统输送到身体各部位。

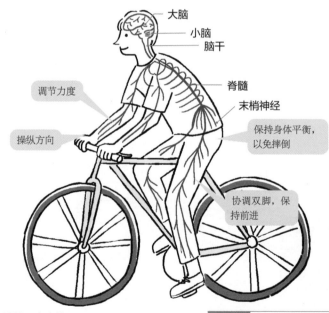

- 大脑
- 小脑
- 脑干
- 脊髓
- 末梢神经

调节力度

操纵方向

保持身体平衡，以免摔倒

协调双脚，保持前进

● 小脑的三大功能

相关阅读 神经系统：第86页

记住运动动作

通过重复运动，逐渐记住并微调运动时的动作和力度，直至动作熟练。

协调躯体平衡

接收来自内耳关于平衡感觉的信息，保持身体平衡。

保持身体姿势

接收来自骨骼肌和关节等关于自身身体运动状态和方式的信息，保持身体姿势。

间脑和脑干的结构和功能

间脑位于大脑和脑干之间。脑干连接间脑和脊髓，是中枢神经系统的重要组成部分。脑干约拇指大小，由中脑、脑桥和延髓组成。

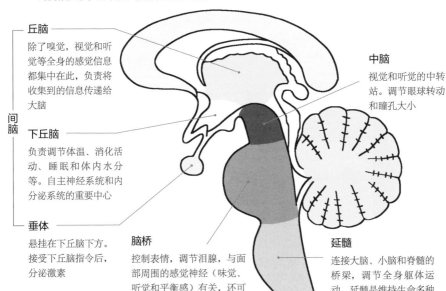

丘脑

除了嗅觉，视觉和听觉等全身的感觉信息都集中在此，负责将收集到的信息传递给大脑

下丘脑

负责调节体温、消化活动、睡眠和体内水分等。自主神经系统和内分泌系统的重要中心

垂体

悬挂在下丘脑下方。接受下丘脑指令后，分泌激素

中脑

视觉和听觉的中转站。调节眼球转动和瞳孔大小

脑桥

控制表情，调节泪腺，与面部周围的感觉神经（味觉、听觉和平衡感）有关，还可以调节呼吸深度和节奏

延髓

连接大脑、小脑和脊髓的桥梁，调节全身躯体运动。延髓是维持生命多种功能的中枢，如呼吸、血液循环、消化、排汗、调节心率和血压等

间脑和脑干的四种维持生命的功能

间脑和脑干是调节人体、维持生命所需功能的器官。如果由于某种原因受损，人的生命就会受到威胁。

脊髓骨骼神经系统

- 通过反射运动保护自己，如瞳孔对光线的反应等
- 感受五感，传递给大脑皮质
- 感受平衡感，保持姿势，或者步行时保持身体平衡

自主神经系统

- 适应血液中二氧化碳的浓度，调整呼吸
- 调整血压和血糖等，保持血液正常
- 根据气温变化调节体温
- 调节汗液和尿液等，使人体保持水分平衡
- 调节内脏器官的活动

内分泌系统

- 分泌刺激食欲的激素
- 分泌性激素
- 分泌有助睡眠的激素
- 分泌调节心理的激素

免疫系统

- 通过粪便、尿液、汗液和眼睛分泌物等，排出体内毒素
- 当细菌入侵人体时，激活免疫细胞
- 通过打喷嚏、流泪等方式，反射性地排出侵入体内的异物

即使大脑停止活动，只要脑干还在工作，就能进行呼吸和维持生命活动。这就是所谓的植物状态。

睡觉的时候，脑也在休息吗

快速眼动睡眠期间大脑皮质非常活跃

快速眼动睡眠和非快速眼动睡眠在睡眠时交替出现。快速眼动睡眠期间，大脑皮质比清醒时更加活跃，活跃的梦境有助于整理和巩固记忆。研究表明，快速眼动睡眠中，类淋巴系统始终在清洁脑中的代谢产物。这种机制的形成是由于构成中枢神经系统的胶质细胞在快速眼动睡眠中收缩，脑脊液得以在由此产生的间隙中流动，从而高效地清除脑内的代谢产物。如果这种机制不能很好地发挥作用，就会导致代谢产物在脑中堆积，增加罹患痴呆的风险。

睡眠的六大作用

人们认为睡眠很重要，不仅仅是因为睡眠让身体得到了休息。为了维持人体健康，睡眠期间各种器官都在工作，对脑和身体进行养护。

让脑和身体休息

非快速眼动睡眠让脑休息，快速眼动睡眠让身体休息。脑和身体交替休息，可以让两者都得到深度的放松。

调节自主神经

放松交感神经，保持副交感神经活跃。睡眠可以平衡交感神经，避免过度活跃。

提高免疫力

病毒进入人体后，免疫细胞相互协作，生成名为细胞因子的生理活性物质，营造有利于免疫细胞发挥作用的环境。发热、犯困都是免疫细胞发挥作用的表现。

整理记忆

非快速眼动睡眠期间，海马向大脑皮质传递记忆信息；快速眼动睡眠期间，整理与过去记忆有关联的记忆。

分泌激素以加速代谢

入睡后立即进入深度睡眠会分泌生长激素。这些激素对于强健骨骼、增长肌肉和养颜护肤至关重要。

清除脑内的代谢产物

脑细胞代谢产生的废物被脑脊液冲刷带走，然后被血管和淋巴管回收（类淋巴系统）。这个过程主要发生在睡眠时，其工作量是白天的 4 ~ 10 倍。

睡眠很重要，但也不能睡得太多，那样会破坏自主神经的平衡。

睡眠是非快速眼动睡眠和快速眼动睡眠的循环

非快速眼动睡眠和快速眼动睡眠交替出现。入睡后的第一次深度非快速眼动睡眠结束后，从下一次非快速眼动睡眠开始，睡眠逐渐变浅。

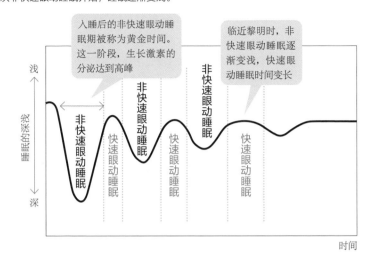

入睡后的非快速眼动睡眠期被称为黄金时间。这一阶段，生长激素的分泌达到高峰

临近黎明时，非快速眼动睡眠逐渐变浅，快速眼动睡眠时间变长

	非快速眼动睡眠	快速眼动睡眠
功能	● 让脑休息 ● 分泌生长激素，促进代谢 ● 巩固记忆 ● 激活副交感神经	● 让身体休息 ● 清除脑中的代谢产物 ● 整理并关联记忆
睡眠深度	较深	较浅
呼吸	缓慢而深沉的呼吸，节奏均匀	浅呼吸，次数增多，节奏不规律
心跳	缓慢而稳定	不规则跳动
血压	下降	不规则波动或升高
体温	下降	不规则波动或升高
眼球转动	停止转动	快速转动，做梦的状态
肌肉活动	通过翻身消除疲劳	肌肉松弛，几乎不动
脑波	频率减缓，振幅较大	频率变快，振幅变小
唤醒	难以唤醒，昏昏沉沉	容易唤醒，神清气爽
梦的记忆	醒后通常不记得	醒后仍记得很多梦境

中枢神经系统和周围神经系统决定和传导身体反应及动作

神经系统负责传递信息到身体各部位。例如，当躲避飞来的球时，我们的身体会为了配合外界的状况而做出反应。神经系统分为中枢神经系统和周围神经系统。周围神经系统呈网状分布在身体各个部位，收集有关身体状况和状态的信息。这些信息汇集在由脑和脊髓组成的中枢神经系统，再由中枢神经系统决定应有的反应、运动和作用等。这个决定通过周围神经系统再次传递至身体各部位。周围神经系统中，躯体神经系统参与与感觉和运动相关的活动，而自主神经系统参与呼吸和循环等重要的生命功能调节。

神经系统的分类

人体全身的神经系统可以分为中枢神经系统和周围神经系统，其中周围神经系统根据其功能还可以进一步细分。

中枢神经系统
由脑和脊髓组成，接收来自周围神经系统的信息并发出指令

周围神经系统
遍布全身。将全身信息传递给中枢神经系统，接收指令

自主神经系统
具有调节内脏和器官的功能。自主神经正常工作时，可减轻或缓解身体不适。自主神经不受人的意识控制

躯体神经系统
能将五感感觉传递给脑，还能将控制身体活动的指令发送给肌肉。受人的意识控制

交感神经
收缩血管，提高心率

副交感神经
舒张血管，降低心率

运动神经
接收中枢神经系统发出的动作指令，并传递至身体各处肌肉

感觉神经
从外界接收视觉、听觉、触觉、嗅觉及味觉等五感信息，并传递给脑

※交感神经和副交感神经对同一器官的作用往往是相反的

相关阅读　自主神经：第204页

你知道吗？

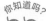

人体没有反射神经

人们往往会用"反射神经真棒"来称赞那些在体育运动中反应迅速的人。事实上，从医学角度来看，人体是没有反射神经的。医学中将人体对外界刺激做出的无意识反应称为反射。感觉神经感知到外界刺激后，信号不经过脑，而是通过脊髓直接传导至运动神经并做出判断，医学上称之为脊髓反射。

全身的神经系统

　　神经是神经元（神经细胞）和神经纤维的集合。神经系统可分为由脑和脊髓构成的中枢神经系统和遍布全身的周围神经系统。

 感觉神经和运动神经的传导方式

　　感觉神经的信息传递是从周围神经系统到中枢神经系统；而运动神经的信息传递则是从中枢神经系统发出，传递至周围神经系统。神经系统中所有信息的传递都是通过神经细胞将信息转化为电信号进行的。

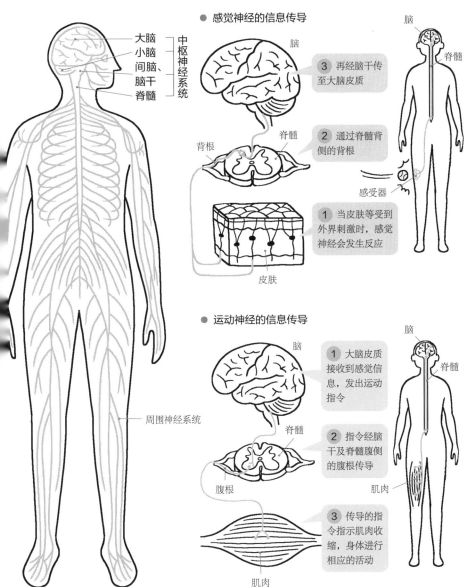

大脑
小脑
间脑、
脑干
脊髓

中枢神经系统

周围神经系统

● 感觉神经的信息传导

脑

脊髓

背根

脑

脊髓

感受器

3 再经脑干传至大脑皮质

2 通过脊髓背侧的背根

1 当皮肤等受到外界刺激时，感觉神经会发生反应

皮肤

● 运动神经的信息传导

脑

脊髓

腹根

脑

脊髓

肌肉

1 大脑皮质接收到感觉信息，发出运动指令

2 指令经脑干及脊髓腹侧的腹根传导

3 传导的指令指示肌肉收缩，身体进行相应的活动

肌肉

耳朵捕捉声音振动并将其传递至大脑

耳朵是通过声音捕捉外界信息并将其传递给大脑的器官。耳朵的结构分为外耳、中耳和内耳三部分。外耳包括向外突出的耳郭和俗称"耳朵眼儿"的外耳道部分，从鼓膜到听小骨的部分是中耳，从半规管到神经则被称为内耳。

耳郭和外耳道捕捉到声音振动后，将其传递至鼓膜。鼓膜后面就是由人体最小的骨骼组成的听小骨，声音在这里被放大并进行调整。当声音进一步传播至更深处的漩涡状器官耳蜗时，耳蜗中的淋巴液发生振动，当神经感知到这种振动时，大脑就会将其识别为声音。

🔊 声音的传导机制

声音的本质是空气振动。振动通过耳朵中的器官连锁传递，形成电信号后被传递至大脑，最终被识别为声音。

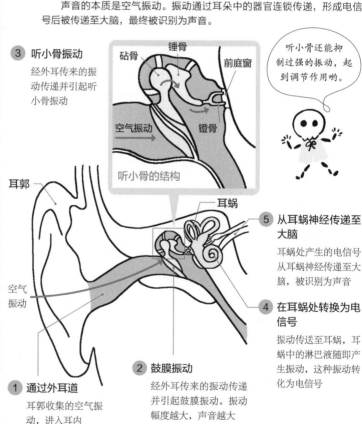

3 听小骨振动

经外耳传来的振动传递并引起听小骨振动

锤骨　砧骨　前庭窗　镫骨　空气振动

听小骨的结构

听小骨还能抑制过强的振动，起到调节作用哟。

耳郭

空气振动

耳蜗

5 从耳蜗神经传递至大脑

耳蜗处产生的电信号从耳蜗神经传递至大脑，被识别为声音

4 在耳蜗处转换为电信号

振动传送至耳蜗，耳蜗中的淋巴液随即产生振动，这种振动转化为电信号

1 通过外耳道

耳郭收集的空气振动，进入耳内

2 鼓膜振动

经外耳传来的振动传递并引起鼓膜振动。振动幅度越大，声音越大

耳朵的结构和功能

耳朵的结构从外向内可分为外耳、中耳和内耳三部分。

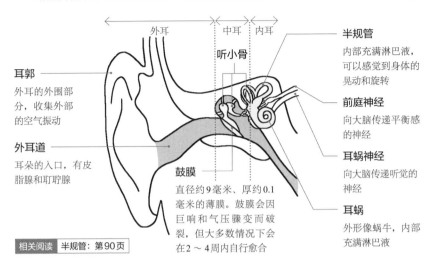

外耳　中耳　内耳

听小骨

半规管
内部充满淋巴液，可以感觉到身体的晃动和旋转

耳郭
外耳的外围部分，收集外部的空气振动

前庭神经
向大脑传递平衡感的神经

外耳道
耳朵的入口，有皮脂腺和耵聍腺

耳蜗神经
向大脑传递听觉的神经

鼓膜
直径约9毫米、厚约0.1毫米的薄膜。鼓膜会因巨响和气压骤变而破裂，但大多数情况下会在2～4周内自行愈合

耳蜗
外形像蜗牛，内部充满淋巴液

 相关阅读 半规管：第90页

你知道吗？

为什么录音中自己的声音听起来不一样？

许多人都有这样的经历，录音中自己的声音和平时说话时的声音不一样。这是因为声音的传播方式不同。平时我们听到的自己说话的声音是骨传导音和空气传导音的结合，前者是指声波通过头骨振动传递至耳蜗，后者则是耳朵捕捉外部的空气振动；而录音中的声音仅通过空气传导，因此即使同为自己的声音，听起来也有所不同。

空气传导音
外部空气振动传递的声音

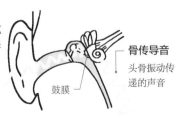

骨传导音
头骨振动传递的声音

鼓膜

你在说话时听到的是两种传导音同时到达的声音

耵聍的产生

耵聍的产生与外耳道的皮脂腺和耵聍腺有关。皮脂腺分泌的皮脂及附着在耵聍腺分泌的黏液上的灰尘和污垢会凝结成耵聍。

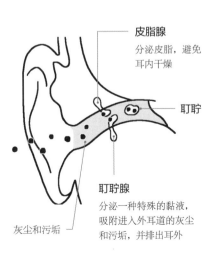

皮脂腺
分泌皮脂，避免耳内干燥

耵聍

耵聍腺
分泌一种特殊的黏液，吸附进入外耳道的灰尘和污垢，并排出耳外

灰尘和污垢

人体如何维持平衡感

内耳感知身体的倾斜和旋转

耳朵除了能够接收声音，还具有感知身体倾斜和旋转等相关平衡感的功能。内耳的半规管感知旋转，前庭则感知倾斜。半规管由三个环状管组成，充满淋巴液，其底部的膨大部分叫作壶腹，长有感觉纤毛。当头部旋转时，半规管中的淋巴液也会随之流动，感觉纤毛也会通过移动来探测头部的倾斜。此外，前庭内长有感觉纤毛的椭圆囊和球囊上附有碳酸钙结晶，叫作耳石。当头部倾斜时，耳石随之移动并刺激感觉纤毛，将倾斜状态这一信号传递到脑。

感知旋转的半规管的结构

半规管是由三个半圆形小管构成的，每个小管都指向不同的方向，可以感觉到三个方向的旋转。

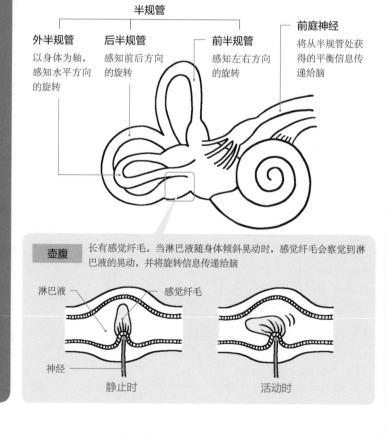

半规管

外半规管
以身体为轴，感知水平方向的旋转

后半规管
感知前后方向的旋转

前半规管
感知左右方向的旋转

前庭神经
将从半规管处获得的平衡信息传递给脑

壶腹　长有感觉纤毛。当淋巴液随身体倾斜晃动时，感觉纤毛会察觉到淋巴液的晃动，并将旋转信息传递给脑

淋巴液　感觉纤毛

神经

静止时　　活动时

感知倾斜的前庭的结构

前庭是指位于半规管交会处的两个袋状器官，即椭圆囊和球囊。通过结合椭圆囊和球囊的感觉信息，我们得以准确判断身体的倾斜状态。

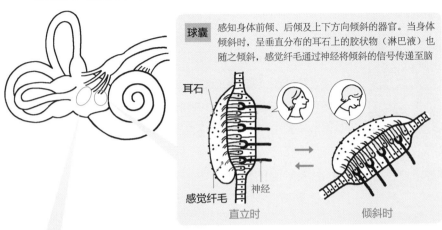

球囊 感知身体前倾、后倾及上下方向倾斜的器官。当身体倾斜时，呈垂直分布的耳石上的胶状物（淋巴液）也随之倾斜，感觉纤毛通过神经将倾斜的信号传递至脑

耳石
感觉纤毛 —— 神经
直立时　　　　　倾斜时

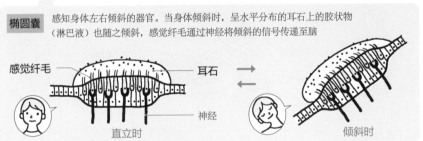

椭圆囊 感知身体左右倾斜的器官。当身体倾斜时，呈水平分布的耳石上的胶状物（淋巴液）也随之倾斜，感觉纤毛通过神经将倾斜的信号传递至脑

感觉纤毛　　　　耳石
神经
直立时　　　　　倾斜时

天旋地转的原理

快速旋转之后，即使停止旋转，仍会感到头晕目眩。这是因为视觉信息和半规管的信息出现了不一致，导致脑发生混乱。

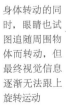

身体转动的同时，眼睛也试图追随周围物体而转动，但最终视觉信息逐渐无法跟上旋转运动

旋转时

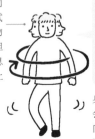

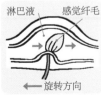

淋巴液　感觉纤毛

旋转方向

身体开始旋转后，淋巴液会朝与旋转方向相反的方向晃动，感觉纤毛也会朝淋巴液晃动的方向摆动

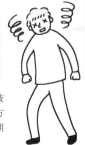

静止时

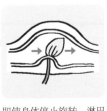

即使身体停止旋转，淋巴液也无法立刻停止晃动，因此感觉纤毛也会继续摆动，使脑持续接收身体仍在旋转的信息

脑编辑合成眼睛收集的图像并进行识别

眼睛是感知光线和观察物体的器官，由直径与5角硬币相仿的眼球和保护眼球的眼睑（眼皮）等构成。眼球前方有晶状体，是眼睛的屈光间质。从眼睛进入的图像在这里折射，投射到包裹眼球的视网膜上。此时投射到视网膜上的图像是上下左右颠倒的，大脑会将从视网膜上接收到的信息纠正为正确的方向并进行识别。左眼和右眼看到的图像略有不同，但通过大脑合并两个图像信息，就可以将物体识别为立体图像。这也是我们能够感知物体距离和远近的原因。

泪液分泌的机制

眼睛表面之所以能够始终保持湿润，是因为有泪液不断分泌。人在睡觉时不会分泌泪液，泪液每天的分泌量大约相当于20滴眼药水（约0.7克）。

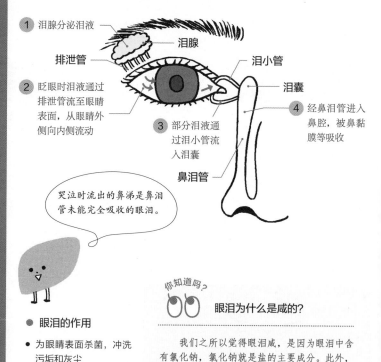

1 泪腺分泌泪液

泪腺

排泄管

泪小管

2 眨眼时泪液通过排泄管流至眼睛表面，从眼睛外侧向内侧流动

泪囊

3 部分泪液通过泪小管流入泪囊

4 经鼻泪管进入鼻腔，被鼻黏膜等吸收

鼻泪管

哭泣时流出的鼻涕是鼻泪管未能完全吸收的眼泪。

● 眼泪的作用

● 为眼睛表面杀菌，冲洗污垢和灰尘
● 滋润眼球表面，起到润滑作用
● 给角膜提供氧气和营养

你知道吗？

眼泪为什么是咸的？

我们之所以觉得眼泪咸，是因为眼泪中含有氯化钠，氯化钠就是盐的主要成分。此外，眼泪的味道并不总是一样的。根据不同的流泪原因，眼泪的味道也会有微妙的变化。

眼球结构和成像原理

眼球接收到的视觉信息，通过眼球后方的视神经传递给大脑。让我们从横截面来看看眼球的结构，观察它是如何吸收光线并生成图像的。

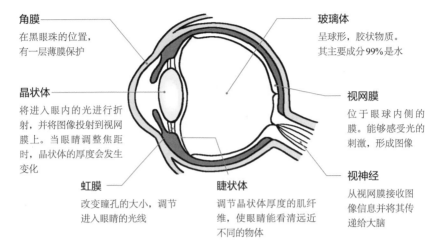

角膜
在黑眼珠的位置，有一层薄膜保护

晶状体
将进入眼内的光进行折射，并将图像投射到视网膜上。当眼睛调整焦距时，晶状体的厚度会发生变化

虹膜
改变瞳孔的大小，调节进入眼睛的光线

睫状体
调节晶状体厚度的肌纤维，使眼睛能看清远近不同的物体

玻璃体
呈球形，胶状物质。其主要成分99%是水

视网膜
位于眼球内侧的膜。能够感受光的刺激，形成图像

视神经
从视网膜接收图像信息并将其传递给大脑

老花眼如何使人难以看清近处的物体

老花眼会让人看不清近处的物体，而远处的物体却清晰可见。其原因是晶状体调节功能衰退。

	正常	老花眼
看远处时	晶状体变薄 成像点 睫状体放松，晶状体变薄，远处物体的光会聚在视网膜上	睫状体放松，晶状体变薄，远处物体的光会聚在视网膜上
看近处时	晶状体变厚 睫状体收缩，晶状体增厚，近处物体的光会聚在视网膜上	晶状体仍然很薄 影像投射在视网膜时无法聚焦 睫状体调节功能反应迟钝，晶状体厚度不变，导致无法聚焦

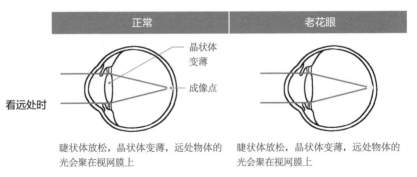

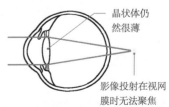

人们用鼻子感知气味，用舌头感知味道

呼吸兼嗅觉器官

鼻子是呼吸器官，负责将空气吸入体内；同时，是嗅觉器官，能够感知并区分气味。鼻腔入口部分被称为鼻孔，包括鼻孔在内的鼻内空间被称为鼻腔。鼻腔可以分为三条空气通道，吸气时空气经过最上方的上鼻道，呼气时空气则经过中鼻道和下鼻道。鼻孔和鼻道上的鼻毛可以过滤空气中的灰尘和污垢。上鼻道的嗅觉感受器能够感知气味。大脑会整合舌头上味蕾接收的味觉信息和鼻子接收的气味信息，最终形成味觉认知。

气味和味道的感知机制

嗅觉和味觉有着密切的关系，两种感官的信息分别通过嗅觉神经和味觉神经，以不同的途径到达大脑。视觉也是味觉感知的重要信息来源。

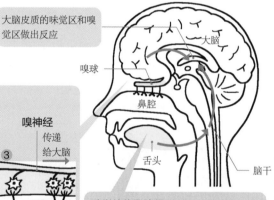

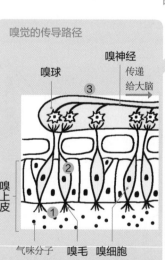

嗅觉的传导路径

① 嗅上皮的嗅毛感知并捕捉气味分子
② 嗅细胞将气味信息转化为电信号
③ 嗅神经将气味信息经嗅球传递给大脑

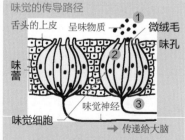

味觉的传导路径

① 味蕾表面的微绒毛感知到溶解在唾液中的呈味物质，并从味孔中吸收物质
② 味蕾中的味觉细胞感知味道
③ 味觉神经将这些信息传递给大脑

鼻腔的结构

鼻腔有三条空气通道。吸入的空气正式进入身体之前，鼻道可以调节其温度和湿度。通过鼻道的空气会以25～37℃的温度和35%～80%的湿度被输送至肺部。

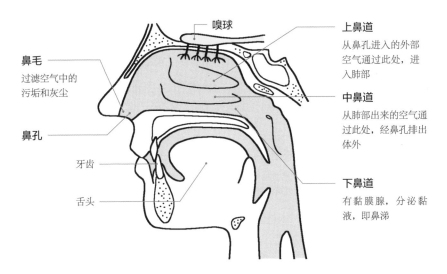

嗅球

上鼻道
从鼻孔进入的外部空气通过此处，进入肺部

鼻毛
过滤空气中的污垢和灰尘

中鼻道
从肺部出来的空气通过此处，经鼻孔排出体外

鼻孔

牙齿

舌头

下鼻道
有黏膜腺，分泌黏液，即鼻涕

味觉的感知区域

舌头表面有许多小突起，这些小突起叫舌乳头。舌乳头中含有味蕾，能够感知味道。舌头的不同部位对不同味道的敏感程度存在差异。

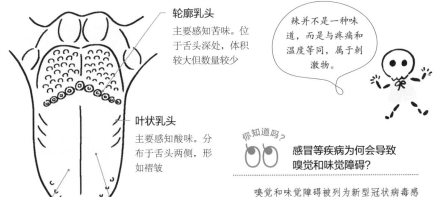

轮廓乳头
主要感知苦味。位于舌头深处，体积较大但数量较少

辣并不是一种味道，而是与疼痛和温度等同，属于刺激物。

叶状乳头
主要感知酸味。分布于舌头两侧，形如褶皱

菌状乳头
主要感知甜味。分布于舌中央，呈红色。数量少于丝状乳头。随着年龄的增长而减少。

丝状乳头
主要感知咸味。广泛分布于舌中央，呈白色。体积最小，数目却最多

你知道吗？

感冒等疾病为何会导致嗅觉和味觉障碍？

嗅觉和味觉障碍被列为新型冠状病毒感染的症状之一，但普通感冒也会引发这样的症状。嗅觉障碍是由于鼻塞及病毒导致嗅觉感受器所在的鼻黏膜有炎症，从而使嗅觉出现障碍。由于味觉与嗅觉密切相关，因此当嗅觉减退时，味觉也容易产生障碍。

生殖器官是男女差别最大的器官

生殖器官是许多生物创造新生命时必不可少的器官，同时是人体中性别差异最大的器官，其结构和功能各不相同。

男性生殖器官主要由阴囊和阴茎组成，大部分位于体外。阴囊负责制造精子，产生和分泌雄激素。阴茎的主要功能有排尿和射精。女性生殖器官主要由子宫和卵巢构成，都位于骨盆内。子宫是孕育胎儿的地方，卵巢具有制造卵子、产生和分泌雌激素的功能。

身体性别差异

男女身体的差异有以下几方面，除了生殖器官的差异是生来就有的，其他的第二性征都是进入青春期后才出现的。

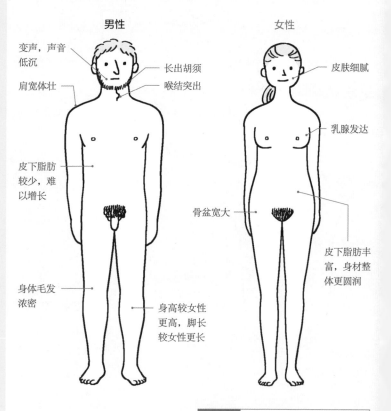

男性

女性

变声，声音低沉

长出胡须

喉结突出

皮肤细腻

肩宽体壮

乳腺发达

皮下脂肪较少，难以增长

骨盆宽大

皮下脂肪丰富，身材整体更圆润

身体毛发浓密

身高较女性更高，脚长较女性更长

相关阅读 骨骼：第28页，肌肉：第184页

男性生殖系统的构成

　　睾丸是男性的要害部位。如此重要的器官却被放置在易于受损的体外，这是因为精子喜欢凉爽的环境。睾丸温度过高会影响生精功能，因此要将其置于体外较低温度的环境中。

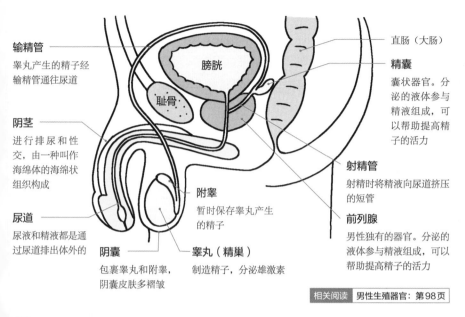

输精管
睾丸产生的精子经输精管通往尿道

阴茎
进行排尿和性交，由一种叫作海绵体的海绵状组织构成

尿道
尿液和精液都是通过尿道排出体外的

阴囊
包裹睾丸和附睾，阴囊皮肤多褶皱

附睾
暂时保存睾丸产生的精子

睾丸（精巢）
制造精子，分泌雄激素

膀胱

耻骨

直肠（大肠）

精囊
囊状器官。分泌的液体参与精液组成，可以帮助提高精子的活力

射精管
射精时将精液向尿道挤压的短管

前列腺
男性独有的器官。分泌的液体参与精液组成，可以帮助提高精子的活力

相关阅读 **男性生殖器官：第98页**

女性生殖系统的构成

　　女性的生殖器官大都分布在身体内部的骨盆中。和男性不同，女性的尿道不属于生殖系统。

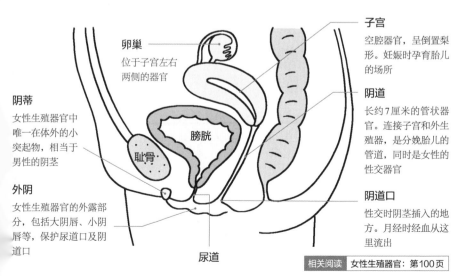

卵巢
位于子宫左右两侧的器官

阴蒂
女性生殖器官中唯一在体外的小突起物，相当于男性的阴茎

外阴
女性生殖器官的外露部分，包括大阴唇、小阴唇等，保护尿道口及阴道口

膀胱

耻骨

尿道

子宫
空腔器官，呈倒置梨形。妊娠时孕育胎儿的场所

阴道
长约7厘米的管状器官。连接子宫和外生殖器，是分娩胎儿的管道，同时是女性的性交器官

阴道口
性交时阴茎插入的地方。月经时经血从这里流出

相关阅读 **女性生殖器官：第100页**

38

精子每天都会产生

创造生命的器官——男性生殖器官

制造精子并在性交时射精

对于男性来说，生殖就是射出精子使女性受孕的过程。精子由阴囊内的睾丸产生，其长度约为0.05毫米，是人体最小的细胞。精子形态呈蝌蚪状，头部有细胞核。睾丸附着在体外，这是因为只有在温度低于体温的环境下精子才能生成。射精是指向外释放精子的过程，通常由性兴奋、对阴茎刺激增强而引起。精子进入输精管，与精囊液、前列腺液等混合成精液后停留在前列腺部位。当性兴奋达到高潮时，射精反射造成精囊和尿道收缩，发生射精。

睾丸产生精子的机制

睾丸每天都会产生数千万到上亿个新精子。

● 睾丸截面图

3 从输精管到输尿管
成熟的精子与输精管、精囊和前列腺分泌的液体混合在一起，形成精液

输精管

睾丸输出小管

睾丸网

生精小管

1 睾丸产生精子
在左右两侧两个睾丸中，各有约1000条长约1米的生精小管。精子在这里产生后进入睾丸网

2 精子储存在附睾中
精子通过睾丸输出小管聚集到附睾中，并于10～20天后成熟

● 精子的结构

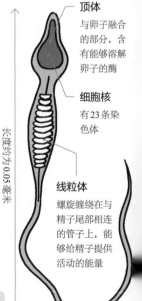

长度约为0.05毫米

顶体
与卵子融合的部分，含有能够溶解卵子的酶

细胞核
有23条染色体

线粒体
螺旋缠绕在与精子尾部相连的管上，能够给精子提供活动的能量

尾部
助力精子在精液中游动前进的鞭毛

射精的机制

睾丸产生的精子在通过输精管的过程中逐渐成熟，并以精液形式释放出来。精子从出生到成为具有受精功能的生殖细胞，大约需要70天。

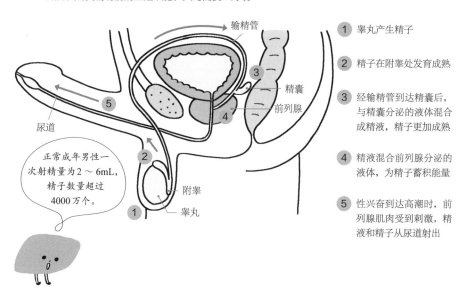

输精管

精囊

前列腺

尿道

5

4

3

正常成年男性一次射精量为2～6mL，精子数量超过4000万个。

2

附睾

1　睾丸

1 睾丸产生精子

2 精子在附睾处发育成熟

3 经输精管到达精囊后，与精囊分泌的液体混合成精液，精子更加成熟

4 精液混合前列腺分泌的液体，为精子蓄积能量

5 性兴奋到达高潮时，前列腺肌肉受到刺激，精液和精子从尿道射出

勃起功能障碍

近年来，因勃起功能障碍而烦恼的男性人数不断增加。勃起功能障碍是指持续、反复出现无法达到或维持满意性生活的勃起。2019年日本的一项调查显示，40岁以上的日本男性中每5人就有1人患有勃起功能障碍，而20～40岁的男性中每7人就有1人面临上述烦恼。

(%) 勃起功能障碍人群的年龄分布

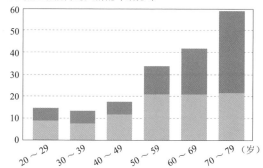

60
50
40
30
20
10
0

20～29　30～39　40～49　50～59　60～69　70～79（岁）

■ 中度勃起功能障碍：性生活中偶尔可充分勃起，且可维持较长勃起时间

■ 重度勃起功能障碍：每次性生活都无法充分勃起，更无法维持

● 勃起功能障碍的原因

心因性（常见于30～50岁人群）

多因精神压力大而引起，如工作压力大、夫妻关系紧张等。由于性兴奋无法通过神经正常传递，因此容易引发勃起功能障碍。

器质性（多发于50～60岁人群）

与器官损伤有关，如动脉硬化、生活方式病、部分泌尿系统疾病等。血液循环不畅更容易引发勃起功能障碍。

※ 此外，也有上述两种原因叠加及药物影响导致的勃起功能障碍

相关阅读 勃起功能障碍：第137页

39

女性的身体在反复为怀孕做准备

每月的妊娠准备结束后月经来潮

女性的身体具备将受精卵孕育成胎儿的机制。月经大约每28天为一个周期，也是该机制作用的结果，与排卵，以及雌激素和孕激素这两类女性体内的激素密切相关。月经结束后到排卵之前，雌激素分泌增多，子宫内膜逐渐增厚，为受精卵着床做准备。排卵后孕激素分泌增多，子宫内膜进一步增厚，进入利于怀孕的状态。之后，如果没有成功受精，孕激素会急剧减少，不需要的子宫内膜会脱落，这就是月经。

女性的月经周期

月经周期从月经开始的第一天起计算，大致分为四个时期。月经开始、结束至卵泡发育成熟之间的时期叫卵泡期，卵泡成熟后排卵的时期叫排卵期，排卵后到卵泡退化的阶段叫黄体期。

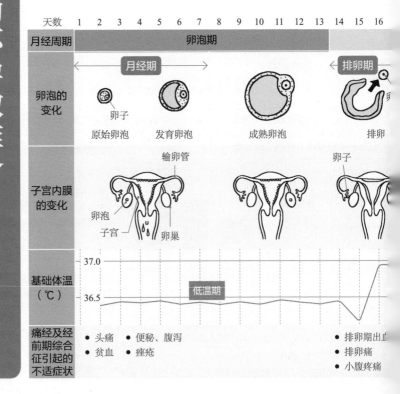

女性内生殖器的构成

女性骨盆中的内生殖器由卵巢、输卵管、子宫和阴道组成。排卵通常是左右卵巢交替进行的，但也可能同侧卵巢连续几个月排卵。

输卵管
卵巢排卵后卵子通过的通道，长度为10～13厘米的细长管道

子宫
为使受精卵容易着床，子宫内膜周期性增厚。如果卵子没有成功受精，子宫内膜就会脱落，形成月经

卵子
卵子是可以与精子结合成为受精卵的生殖细胞。卵子被卵泡包裹，是人体最大的细胞

子宫内膜

输卵管伞

卵泡

卵巢
制造并排出卵子，分泌雌激素和孕激素

子宫颈

阴道

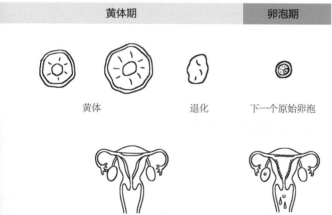

17	18	19	20	21	22	23	24	25	26	27	28	1	2	3	4
黄体期												卵泡期			

黄体　　　　　　退化　　　　下一个原始卵泡

高温期

- 肢体水肿
- 小腹疼痛
- 嗜睡
- 烦躁易怒
- 皮肤问题
- 乳房胀痛
- 便秘
- 食欲增强
- 情绪低落

基础体温
清晨醒来后立即测量的体温，没有受饮食和运动等容易引发体温变动的因素影响。以排卵期为界，可分为高温期和低温期。每天记录基础体温，可以掌握月经周期，预测生理期和排卵日

每个月的不适症状并不固定，不适症状的表现也因人而异。

相关阅读　月经：第102页、第215页

40

经期的各种不适症状

很多女性都有经期不适的经历

痛经是伴随月经出现的不适感，经前期综合征是指从月经来潮前3～10天开始出现的一系列身心不适症状。很多女性会忍受不适感，甚至忽视引发这种疼痛和不适症状的疾病，如子宫肌瘤和子宫腺肌症等。此外，如果不适症状得不到及时治疗，那么可能会发展成子宫内膜异位症等疾病。

许多经期不适症状往往是由于激素分泌失调导致的体内激素水平紊乱，如精神压力大、过度减肥等都会引发这种失调。

很多女性都有经期不适症状

许多20～40岁的女性都有痛经和经前期综合征等月经不适症状。

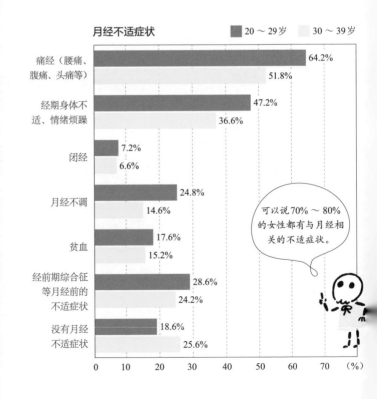

月经不适症状　　■ 20～29岁　□ 30～39岁

症状	20～29岁	30～39岁
痛经（腰痛、腹痛、头痛等）	64.2%	51.8%
经期身体不适、情绪烦躁	47.2%	36.6%
闭经	7.2%	6.6%
月经不调	24.8%	14.6%
贫血	17.6%	15.2%
经前期综合征等月经前的不适症状	28.6%	24.2%
没有月经不适症状	18.6%	25.6%

可以说70%～80%的女性都有与月经相关的不适症状。

月经异常的常见表现

月经周期、天数和出血量的异常，均可称为月经异常。这可能是激素分泌、卵巢和子宫等出现问题的信号，如果长时间得不到治疗，那么十分危险。

【月经量异常】

月经过多/月经过少

月经量的多少因人而异，难以比较，很难察觉是否存在异常。但如果每隔30分钟就需要更换卫生巾，那么可能表明月经过多；而如果在量多的日子，也仅是在内裤上有少量血迹，那么可能是月经过少。

【周期异常】

月经频发/月经稀发

正常月经周期一般为25～38天。每次的月经时间提前或推迟6天左右都是正常的。周期短于正常天数称为月经频发，长于正常天数称为月经稀发。如果患有月经稀发且不及时就诊，可能导致闭经。

【疼痛异常】

痛经

月经期间，除了一般痛经，还会出现服用止痛药也无法缓解的疼痛，以及只能卧床休息等严重影响生活的不适症状。常见于20～40岁女性。

【月经天数异常】

月经过长/月经过短

月经期3～7天是正常范围。持续8天以上称为月经过长，长期出血可能会导致贫血。2天以内经期结束称为月经过短，常伴有月经稀发。

【没有月经】

闭经

90天以上没有月经的称为闭经。怀孕或哺乳时不来月经可能是正常现象，其他情况下持续无月经可能会导致早发闭经，增加骨质疏松症与血管疾病的发病风险。

【排卵异常】

无排卵月经

未发生排卵的月经称为无排卵月经。与正常月经一样有出血，因此不易察觉排卵异常，但常伴有月经不规律和不规则出血。如果置之不理，那么将增加骨质疏松症和子宫内膜癌的发病风险。

经前期综合征的主要症状

经前期综合征有多种症状，其严重程度也因人而异。一般认为约有5%的重度经前期综合征患者症状严重到影响正常生活。此外，精神状态不佳也可能是经前焦虑症的表现。

- 小腹疼痛
- 头痛
- 腰痛
- 肢体水肿
- 腹胀
- 乳房胀痛
- 皮肤粗糙
- 体重增加
- 上火
- 食欲增加、暴饮暴食
- 眩晕
- 疲惫
- 情绪波动大
- 烦躁易怒
- 情绪低落
- 不安感
- 容易流泪
- 嗜睡
- 注意力不集中
- 乏力
- 睡眠障碍

● 月经异常和经前期综合征的原因

激素水平紊乱

月经是由女性体内的雌激素和孕激素等激素水平控制的，无论哪一方分泌失衡，都会发生异常。急剧节食、精神压力大、过度运动、吸烟、睡眠不足及不规律的生活习惯等都会成为发病原因。

生殖器官疾病和甲状腺疾病

患有子宫内膜异位症、子宫肌瘤、多囊卵巢综合征等生殖器官疾病或甲状腺疾病都可能导致激素分泌紊乱。

胎儿从母体获得营养，发育成长

卵巢排出的卵子进入输卵管，前往子宫的途中遇到经阴道进入的精子，完成受精。受精卵在细胞分裂的同时到达子宫，附着在子宫内膜上，胎盘在此形成。胎儿通过胎盘从母体获得营养，发育成长。受精后第8周胎儿全身骨骼和脑形成，30周后基本发育成形。

这时母体中的子宫大小已经长到30～35厘米，甚至到达心口附近。激素分泌也发生变化，偶见孕吐等不适反应。

从受精到着床

当精子与卵子相遇时，就会完成受精。受精卵植入子宫内膜的过程叫着床，从受精到着床大约需要一周时间。

精子在女性体内平均存活3天左右。

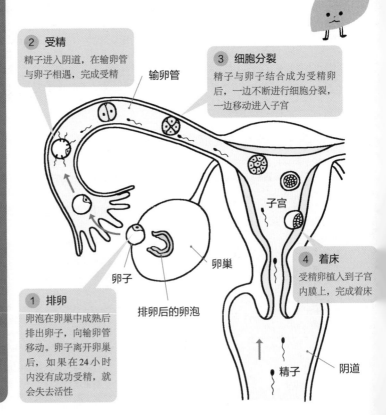

2 受精
精子进入阴道，在输卵管与卵子相遇，完成受精

3 细胞分裂
精子与卵子结合成为受精卵后，一边不断进行细胞分裂，一边移动进入子宫

输卵管

子宫

卵子

卵巢

排卵后的卵泡

1 排卵
卵泡在卵巢中成熟后排出卵子，向输卵管移动。卵子离开卵巢后，如果在24小时内没有成功受精，就会失去活性

4 着床
受精卵植入到子宫内膜上，完成着床

精子

阴道

胎儿的发育过程

受精卵着床后继续发育，经过4个月左右，子宫内形成胎盘。胎盘提供大量的营养和氧气，供胎儿生长发育。

	1个月 (0～3周)	2个月 (4～7周)	孕早期 3个月 (8～11周)	4个月 (12～15周)
从末次月经第一天开始计算	1个月 (0～3周)	2个月 (4～7周)	3个月 (8～11周)	4个月 (12～15周)
胎儿大小	约0.4厘米	2～3厘米，重约4克	8～9厘米，重约30克	约15厘米，重约120克
胎儿发育情况	第二周产生受精卵，第三周受精卵着床	发育形成胎芽。脑、内脏、血管等器官及手足开始形成，心脏开始跳动	内脏基本发育完成。手指、脚趾发育完成，开始在羊水中活动。生殖器官开始发育	胎盘形成，胎儿开始快速生长。面部和生殖器官基本成形
对母体的影响	外表无变化，无症状	月经停止，出现妊娠呕吐	妊娠呕吐症状表现得最为强烈。子宫增大至拳头大小，出现尿频和便秘的情况	胎盘形成，妊娠呕吐反应症状逐渐消退。子宫增大至婴儿头部大小

	5个月 (16～19周)	孕中期 6个月 (20～23周)	7个月 (24～27周)
从末次月经第一天开始计算	5个月 (16～19周)	6个月 (20～23周)	7个月 (24～27周)
胎儿大小	约25厘米，重约300克	约30厘米，重约650克	约35厘米，重约1000克
胎儿发育情况	长出头发和指甲，胃、肌肉和神经开始发育。胎儿的动作开始活跃起来	眉毛和睫毛开始生长，听觉开始发育	胎儿对光线、声音、味道及气味更加敏感，脑进一步发育
对母体的影响	腹部隆起，明显增大。身体比较敏感的孕妈妈已经可以感受到胎动。子宫增大至成人头部大小	能够清晰地感觉到胎动，体重增加，乳房变大	腹部突出，行动吃力

	8个月 (28～31周)	孕晚期 9个月 (32～35周)	临产  10个月 (36～40周)
从末次月经第一天开始计算	8个月 (28～31周)	9个月 (32～35周)	10个月 (36～40周)
胎儿大小	约40厘米，重约1500克	约45厘米，重约2500克	约50厘米，重约3200克
胎儿发育情况	肌肉、骨骼和内脏发育完成，能够分辨声音	皮下脂肪增多，大部分器官发育完成	头发量增加，指甲继续生长。胎动变少
对母体的影响	腹部和乳房开始出现妊娠纹，乳晕颜色加深。胎儿逐渐增大，对肺部造成一定压迫，从而导致胸闷气短	腹部发硬、发紧的次数增加。排泄次数增多，尿频或有残尿感	排泄次数进一步增加。胎儿入盆，位置下移，减轻了对胃部和肺部的压迫，食欲恢复，呼吸也变得轻松。尿频和漏尿情况仍然存在

宝宝是如何诞生的

分娩从每10分钟一次的宫缩开始

分娩的过程可以分为第一产程、第二产程和第三产程三个阶段。第一产程被称为分娩的第一阶段。从每10分钟一次的宫缩开始，腹部会反复阵痛，直至子宫和阴道连接处的宫口处于全开状态。可以说这也是准备分娩的阶段，初产妇平均需要10～15小时。第二产程是配合宫缩用力屏气娩出胎儿的阶段。这一阶段，宝宝会根据母体骨盆和产道的形状，一边旋转身体，一边从产道娩出。分娩后5～20分钟会再次出现宫缩，胎盘剥离排出，这个阶段就是第三产程。

从阵痛到分娩的流程

分娩分为三个产程，第一产程是宫颈扩张期，第二产程是胎儿娩出期，第三产程是胎盘娩出期。整个分娩过程，初产妇平均需要14小时，但也有2天以上的情况。

第一产程（初产妇10～15小时，经产妇4～6小时）

宫缩曲线		
宫缩间隔	间隔8～10分钟　　间隔3～7分钟	间隔2～3分钟
子宫口直径	子宫口约开3厘米	子宫口约开7厘米
胎儿状态	胎儿全身蜷缩，进入骨盆腔。一边回旋改变身体方向，一边下降至子宫口	身体朝向母体的背侧，胎位进一步下降
母体状态	强烈痛经般的疼痛　宫缩阵痛间隔缩短	破水

分娩方式

胎儿从母体娩出被称为分娩。在医疗技术发达的今天，分娩方式大致可分为以下两种。

剖宫产

剖开产妇子宫直接将胎儿取出的分娩方式。多在胎位不正、多胎妊娠等阴道分娩存在风险时进行，需进行全身或局部麻醉。

阴道分娩

胎儿经阴道娩出的分娩方式，阴道分娩也有多种方式。除了静待宫缩到来再分娩的自然分娩，还有通过麻醉缓解宫缩阵痛的无痛分娩。

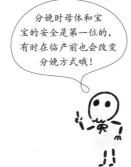

分娩时母体和宝宝的安全是第一位的，有时在临产前也会改变分娩方式哦！

你知道吗？

95%的胎位不正到分娩前会自然转正

所谓胎位不正，就是子宫中胎儿的头部处于与宫口相反的方向，即头部向上的状态。直到孕中期，40%左右的胎儿都属于胎位不正。进入孕晚期，胎儿头部逐渐向子宫口转动。最晚到怀孕36周，95%的胎儿都会自然转为正位。即使胎位没有自然转正，也无须过分担忧。

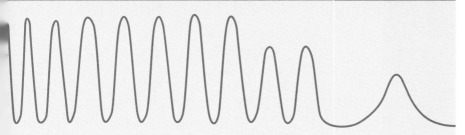

第二产程（初产妇1~2小时，经产妇30分钟~1小时）	第三产程（10~30分钟）

间隔1分钟　　　　　　　　　　　轻微宫缩

子宫口约10厘米（最大）

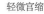

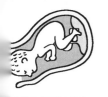

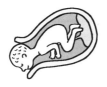

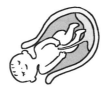

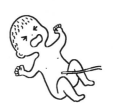

胎儿头部通过骨盆后，渐渐扬起下巴

翘着头露出脸来

胎儿身体处于侧位，左右肩相继娩出

胎儿完全娩出后，剪断脐带

配合宫缩规律，当宫缩到来后屏气用力

胎儿完全娩出后，胎盘从子宫壁脱落排出

神奇的乳房，分娩后就会分泌乳汁

两种母乳激素在分娩后发生作用

分娩后，女性体内的激素水平会发生很大的变化，其中最为明显的就是与乳汁生成和分泌有关的催乳素和催产素增多。

怀孕后体内分泌催乳素，促进乳腺发育和乳汁生成。分娩后胎盘剥离排出时，催乳素分泌增多，从而促使乳汁分泌。此外，婴儿吮吸乳头的信号传递给母亲的脑，会刺激分泌催产素。催产素的作用是挤压乳腺中的乳汁。这就是为什么婴儿越吮吸乳头，乳汁分泌量越大。

乳汁的产生机制

拥抱宝宝、想要疼爱宝宝的心情传递给脑后，就会刺激垂体分泌催产素，进而促进乳腺分泌乳汁。

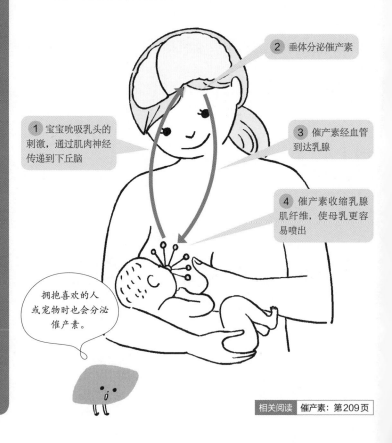

2 垂体分泌催产素

1 宝宝吮吸乳头的刺激，通过肌肉神经传递到下丘脑

3 催产素经血管到达乳腺

4 催产素收缩乳腺肌纤维，使母乳更容易喷出

拥抱喜欢的人或宠物时也会分泌催产素。

相关阅读 催产素：第209页

乳房的结构

乳房大部分是脂肪。乳腺小叶产生的乳汁经输乳管暂时储存在输乳管窦中，在宝宝的吮吸刺激下从乳头分泌。

你知道吗？

残乳淤积危害大！

乳汁分泌量大或宝宝不吸奶等都会导致乳汁残留，造成输乳管堵塞，引发乳腺炎。乳腺炎是乳腺的炎症性疾病，据统计20%～30%的女性在哺乳期患过乳腺炎。

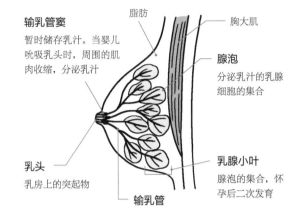

输乳管窦
暂时储存乳汁。当婴儿吮吸乳头时，周围的肌肉收缩，分泌乳汁

脂肪

胸大肌

腺泡
分泌乳汁的乳腺细胞的集合

乳头
乳房上的突起物

乳腺小叶
腺泡的集合，怀孕后二次发育

输乳管

怀孕后乳房增大

怀孕后乳房开始变大，为哺乳做准备。催乳素的分泌刺激乳腺小叶发育。分娩后激素水平的急剧变化可能导致身体出现不适。

孕早期

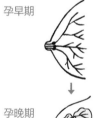

孕晚期

孕晚期，乳腺小叶增多

孕期到产后的激素变化曲线

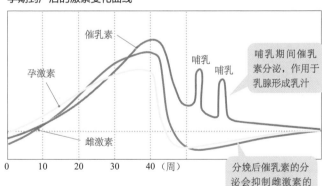

催乳素

孕激素

雌激素

哺乳　哺乳

哺乳期间催乳素分泌，作用于乳腺形成乳汁

分娩后催乳素的分泌会抑制雌激素的分泌，这就是分娩后不来月经的原因

0　10　20　30　40（周）

母乳喂养5～6个月，奶粉喂养或混合喂养2～3个月，月经就会恢复。

● 激素水平变化带来的其他影响

- 脱发
- 腱鞘炎、关节痛
- 便秘

- 痔疮
- 水肿
- 腰痛

- 漏尿
- 皮肤粗糙
- 情绪不稳定

- 焦虑烦躁
- 不安感
- 食欲大增

创造生命的器官——激素

发育期和更年期的性别差异源于激素

性激素的分泌和减少会使人体发生变化

不同性别的性激素的分泌，是男女身体在青春期出现差异的原因。男性会出现长高、肌肉增长、阴囊体积增大和阴毛发育等情况。女性较为明显的身体变化则表现为乳房发育和阴毛增多。另一方面，性激素减少带来的影响也存在性别差异。最具代表性的就是40岁之后出现的更年期综合征。雌激素分泌量骤减，很多女性会有不适症状。睾酮等雄激素的分泌量减少，男性也会出现更年期症状，但发病时间存在个体差异。

男女身高的差异是因为发育期不同

由于生长激素分泌时期不同，男性身高往往比女性要高。一般来说，发育越晚，生长激素越能促进骨骼生长，因此男生身高更高。

男女身高生长变化曲线

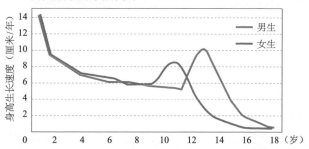

8～10岁
女生开始发育，女生身高高于男生

12～15岁
男生开始发育，平均身高赶超女生

成年
男性身高更高

0～8岁
身高没有性别差异

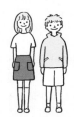
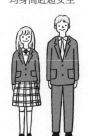
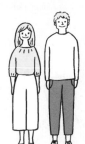

男女更年期综合征的区别

　　由于性激素分泌水平的变化，男性和女性都会出现更年期不适症状。女性的症状出现在绝经前后10年左右，而男性则没有固定的发病时间和明确的结束时间。此外，在精神和身体的症状表现上没有明显的性别差异。

 你知道吗？

近年来男性更年期综合征患者增多

　　更年期综合征曾被认为是女性特有的疾病，但近年来自诉患有该疾病的男性也在增加。男性的更年期综合征在医学上被称为迟发性性腺功能减退症，从约40岁以后发病，多见于工作压力较大的男性管理人员。

	男性	女性
原因	睾酮分泌减少	雌激素分泌减少
发病时间及特点	40岁以后逐渐出现症状，持续时间较长，也有人在60 ~ 80岁这个阶段发病。易受环境因素影响，严重程度存在个体差异	症状出现较为突然，绝经前后10年左右。严重程度因人而异
主要的精神症状	● 情绪低落 ● 失落 ● 记忆力和注意力下降	● 焦虑烦躁 ● 不安感 ● 情绪不稳定
主要的身体症状	● 手脚发麻 ● 头痛 ● 出汗、潮热、上火 ● 肩颈僵硬、腰痛	● 手脚冰凉 ● 眩晕 ● 心悸 ● 疲惫
性功能相关症状	● 性欲低下 ● 勃起功能障碍	无特别表现

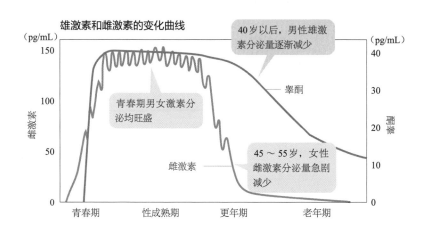

雄激素和雌激素的变化曲线

40岁以后，男性雄激素分泌量逐渐减少

青春期男女激素分泌均旺盛

45 ~ 55岁，女性雌激素分泌量急剧减少

睾酮

雌激素

青春期　　性成熟期　　更年期　　老年期

相关阅读　雌激素和睾酮：第209页

生物特征由父母遗传给子女

创造生命的器官——基因①

决定性别的染色体掌握遗传的『密码』

所谓遗传，就是父母将其生物特征传递给子女。能够携带相貌、体格及易感疾病等遗传信息的物质叫作基因，存在于体细胞细胞核的46条染色体上。染色体主要由一种叫作脱氧核糖核酸（DNA）的物质折叠组成。DNA中包含基因，一条染色体上排列的基因数量多达数千个。人类的基因组主要包含碱基序列，这些序列绝大部分都是相同的，仅有0.1%的差异，但正是这0.1%的差异决定了个体的独特性。

构成染色体的DNA的基本结构

染色体由双螺旋结构的DNA缠绕折叠而成，将其展开后就像一条细长的线。遗传信息就蕴藏在由四种碱基组成的DNA序列中。

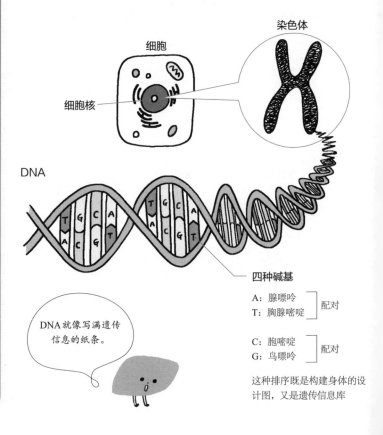

DNA就像写满遗传信息的纸条。

四种碱基

A：腺嘌呤
T：胸腺嘧啶 } 配对

C：胞嘧啶
G：鸟嘌呤 } 配对

这种排序既是构建身体的设计图，又是遗传信息库

112

性别决定和遗传机制

　　人类的23组基因，一半来自父亲，一半来自母亲。遗传信息中能够决定性别信息的染色体被称为性染色体。性染色体有X和Y两种，最后一组的组合是XX还是XY，决定了男女性别。

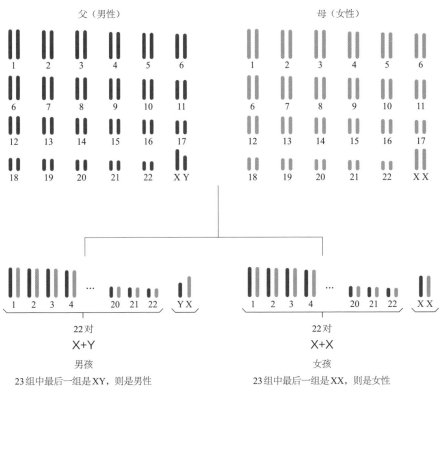

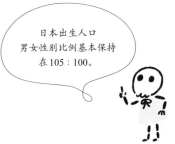

日本出生人口
男女性别比例基本保持
在105∶100。

遗传不限于外表和体形，疾病也会遗传

创造生命的器官——基因②

遗传究竟有多大影响

任何人的外表、体形等诸多方面都会遗传父母一方的特征，这是父母遗传的结果。血型也是继承自父母血型的相关基因。当父母双方各自的遗传信息不同时，其中一方的特征往往比另一方表现得更为明显。这种更容易显现的特征即为显性遗传，而另一种相对隐蔽的特征则为隐性遗传。父母基因缺陷也可能遗传给后代，导致疾病发生或继承某些疾病的易感体质。例如，如果父母患有癌症、心血管疾病或生活方式病等疾病时，那么子女发病的风险会较高。

从血型看基因组合

血型是由红细胞中不同类型的糖蛋白决定的。孩子从父母处分别继承一半基因，因此孩子的血型组合是根据父母的血型来确定的。

● 父母都是A型血（AO）的情况下，可能会产生的组合

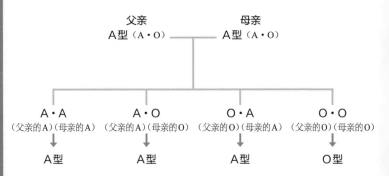

父亲
A型（A·O）

母亲
A型（A·O）

A·A
（父亲的A）（母亲的A）
A型

A·O
（父亲的A）（母亲的O）
A型

O·A
（父亲的O）（母亲的A）
A型

O·O
（父亲的O）（母亲的O）
O型

● 血型遗传组合模式

母亲＼父亲	A型	B型	O型	AB型
A型	A、O	A、B、O、AB	A、O	A、B、AB
B型	A、B、O、AB	B、O	B、O	A、B、AB
O型	A、O	B、O	O	A、B
AB型	A、B、AB	A、B、AB	A、B	A、B、AB

原来即使父母都是A型血，孩子也可能是O型血。

容易遗传的特征

孩子从父母处继承一个个遗传信息，当遗传信息出现对立，往往会表现其中一方的特征。下面介绍一些容易遗传的特征。

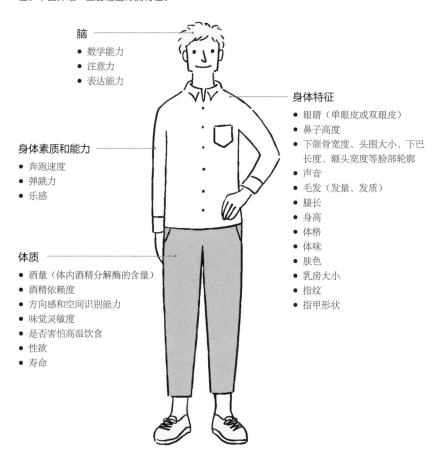

脑
- 数学能力
- 注意力
- 表达能力

身体特征
- 眼睛（单眼皮或双眼皮）
- 鼻子高度
- 下颌骨宽度、头围大小、下巴长度、额头宽度等脸部轮廓
- 声音
- 毛发（发量、发质）
- 腿长
- 身高
- 体格
- 体味
- 肤色
- 乳房大小
- 指纹
- 指甲形状

身体素质和能力
- 奔跑速度
- 弹跳力
- 乐感

体质
- 酒量（体内酒精分解酶的含量）
- 酒精依赖度
- 方向感和空间识别能力
- 味觉灵敏度
- 是否害怕高温饮食
- 性欲
- 寿命

基因检测能够助力精准医疗的原理

父母会将容易患病的体质遗传给子女。近年来，遗传医学研究利用这一点取得了进展。例如，在癌症基因检测面板中，可以读取和分析所采集基因的信息，使患者获得更好的治疗。

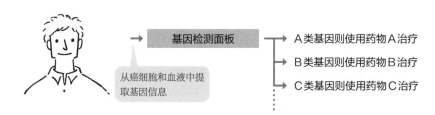

衰老的本质就是细胞功能的衰退

随着人类的成长、发育和成熟，身体功能自然衰退，这就是衰老。

构成人体的约6万亿个细胞通过更新细胞等新陈代谢维持生命。更新过程中，创造新细胞可能会经历失败。随着年龄的增长，这种失败愈发频繁，就会引起身体功能的衰退和丧失，即出现衰老现象。因此年龄越大，身体就越容易出现不适感，也更容易患上疾病，最终迎来生命的终点。衰老一般从40岁左右开始，但是衰老速度存在个体差异。

导致衰老的因素

衰老的原因主要与以下四个要素有关。衰老的机制目前尚不明确。

衰老细胞增加

随着年龄的增长，人体产生新细胞的功能逐渐衰退，细胞的更替也会停止。身体各组织中衰老细胞的比例增加，身体功能就会逐渐衰退。

活性氧氧化

活性氧是人体产生能量时产生的，会导致细胞损伤，催人衰老。人体内有一种可以使活性氧无害化的酶，但它会随着年龄的增长而减少。

蛋白质糖化

蛋白质与多余的糖分结合发生糖化反应，生成一种叫晚期糖基化终末产物的物质，这种物质会促进组织和内脏的衰老。

激素分泌相关变化

随着年龄的增长，维持身体功能的生长激素和性激素等分泌量减少，再加上各组织器官对激素的反应能力下降，导致身体功能出现衰退。

你知道吗？

人的寿命最长只有120岁？！

2021年日本人的平均寿命，男性为81.47岁，女性为87.57岁。尽管人类的平均寿命有延长的趋势，但人类并不能永生。因为人体从疾病和创伤中恢复的能力是有限的，到120岁左右，这种恢复能力将完全丧失。

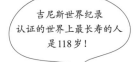

吉尼斯世界纪录认证的世界上最长寿的人是118岁！

※截至2022年10月

身体功能和外观随年龄增长而变化

随着年龄的增长，人体功能逐渐退化。虽然体质存在个体差异，但是通过饮食、运动和生活习惯等可以控制衰老的速度。

运动功能的变化

- 平衡感下降
- 心肺功能和耐力下降
- 灵活性降低，关节活动范围缩小
- 脑神经迟钝，无法快速行动
- 步行速度变慢，步幅变窄
- 全身肌肉力量下降
- 咀嚼能力和吞咽能力下降

人体内器官的变化

- 骨密度降低
- 消化吸收功能下降
- 免疫力低下
- 酒量变小
- 心脏和血液循环功能下降
- 肺活量下降
- 尿频

感觉功能的变化

- 老花眼、色觉下降、视野范围变窄
- 高频听力下降
- 味觉和嗅觉变迟钝
- 皮肤对温度和疼痛的感觉能力减退

外观的变化

- 白发、脱发
- 皱纹、皮肤松弛
- 身高缩水

死亡后身体的变化

这里谈到的死亡是脑死亡，指脑部所有功能停止，无法维持生命活动的状态。另一方面，如果脑干发挥作用，呼吸和循环功能就不会停止，这叫作植物状态。

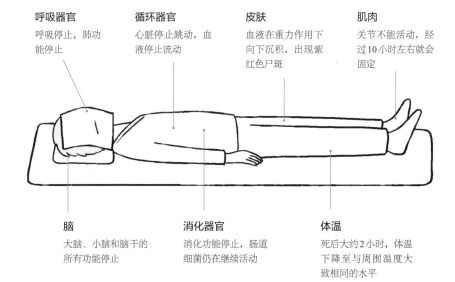

呼吸器官
呼吸停止，肺功能停止

循环器官
心脏停止跳动，血液停止流动

皮肤
血液在重力作用下向下沉积，出现紫红色尸斑

肌肉
关节不能活动，经过10小时左右就会固定

脑
大脑、小脑和脑干的所有功能停止

消化器官
消化功能停止，肠道细菌仍在继续活动

体温
死后大约2小时，体温下降至与周围温度大致相同的水平

身体的自豪之处和
自卑之处

超乎常人的身体柔软度

我的身体非常柔软, 可以轻易做到180°的横叉、屈伸手掌贴地。但也是因为过于柔软, 运动时有不少烦恼。例如, 我在学仰泳时教练曾说: "你身体太柔软了, 划水幅度太大。"

作家·菅原嘉子

纠结 30 多年的牙列不齐

对于自己牙齿不整齐这件事, 我一直耿耿于怀, 成年后马上去做了矫正。5年快过去了, 现在看上去改善很多。以前我不太重视口腔护理, 开始矫正后连牙缝都会好好清理, 现在连一颗蛀牙都没有, 也算是矫正牙齿的意外收获了。

编辑·上原千穂

积极看待身高问题!

小时候曾因个子矮有些自卑, 不过现在我学会积极、乐观地看待这个问题了。我觉得体格小一点的老奶奶比较可爱, 需要别人看护的时候比大体格的人更省力。

设计师·春日井智子

异常灵敏的嗅觉

我能迅速感受到季节交替时空气的味道。我最喜欢初夏清晨的气味, 一天之中早上和晚上的味道完全不同。不过, 有时候仅仅是与他人擦肩而过, 我都能闻到些许体味或令人不快的气味, 这种时候也挺痛苦的(笑)。

编辑·藤门杏子

水球打造倒三角身材!

我一直打水球, 所以才能保持漂亮的倒三角身材。由于体格强壮, 即使在体力不支的状态下, 我也能保持良好的比赛状态, 这是我引以为傲的地方。

销售·小山步

其实我是一个社恐患者

一直以来我都有社恐的烦恼, 不过我觉得已经治不好了, 所以就坦然接受它也是我性格的一部分这件事。

主编·工藤孝文

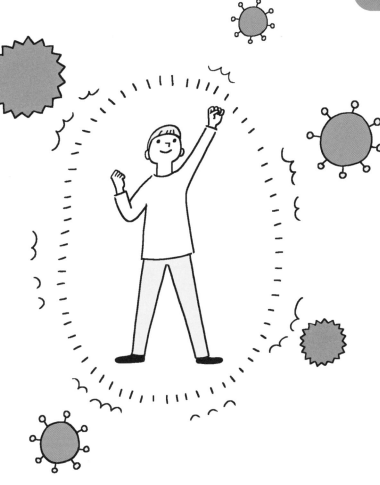

第2章

身体的不适症状和疾病

为什么会有不适症状和疾病？

身体受伤后是如何痊愈的？

人体天生就具备保护自己的能力。

造成疾病的内因和外因

简单来说，疾病就是身体出现问题。人体有一种与生俱来的能力，能维持恒定的身体环境，这种能力叫作稳态。稳态一旦被破坏，身体就会出现问题。

稳态被破坏的原因有内因和外因，不良生活习惯、压力刺激及衰老等都是内因。过敏、病毒和细菌等引起的传染性疾病相当于外因。然而，人体本来就有免疫系统，能够战胜病原体。如果免疫系统不能正常发挥作用，那么与内因有关。

疾病的种类

疾病的分类方法多种多样，本书基于医学教材，按照症状分类介绍八种类型的疾病。

免疫过敏性疾病

体内的免疫细胞将食物、花粉等通常不会对人体直接造成危害的物质看作异物，产生过度反应的疾病。这种反应有时过于激烈，甚至会危害到自身。

传染病

相关阅读 第122页

病毒和细菌等病原体进入体内引起的疾病。细菌排出的毒素及病毒侵入细胞等对身体造成损害。

糖尿病

糖尿病是一种因负责降血糖的激素失效，导致血糖水平长期居高不下，从而损伤全身血管和神经的疾病。如果不及时治疗，就会引发可导致失明的视网膜病变、神经障碍及肾脏疾病等并发症。

精神和神经疾病

由压力刺激等因素引起的心理疾病，包括精神分裂症、躁郁症、抑郁症、孤独症谱系障碍、焦虑障碍和适应障碍等。

癌症

相关阅读 第134页

癌症是一种正常细胞癌变并破坏周围器官和组织的疾病。正常人每天都会产生癌细胞，但它们在生成不久后就会被免疫细胞消灭。当免疫细胞不能完全消灭它们时，癌症就会发生。

高血压

相关阅读 第128页

经多次测量后，血管压力仍长期高于正常值，即可诊断为高血压。高血压是引起脑卒中的主要疾病之一。

脑血管疾病

相关阅读 第134页

由于脑血管问题导致脑受损的疾病。脑出血、蛛网膜下腔出血和脑梗死统称为脑卒中。血液无法进入脑，从而造成损害。

心脏病

相关阅读 第134页

最为典型的就是急性心肌梗死和心绞痛，是由于动脉硬化等原因导致血管堵塞而发生的缺血性心脏病。此外，还有心脏瓣膜疾病、心肌病等。

日本官方规定的五种疾病

为保证公众健康，日本官方明确规定必须以下五种疾病提供充分的医疗服务。

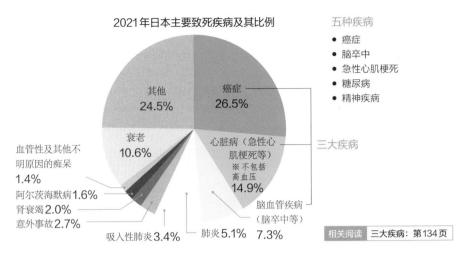

2021年日本主要致死疾病及其比例

- 癌症 26.5%
- 心脏病（急性心肌梗死等）※不包括高血压 14.9%
- 脑血管疾病（脑卒中等）7.3%
- 肺炎 5.1%
- 吸入性肺炎 3.4%
- 意外事故 2.7%
- 肾衰竭 2.0%
- 阿尔茨海默病 1.6%
- 血管性及其他不明原因的痴呆 1.4%
- 衰老 10.6%
- 其他 24.5%

五种疾病

- 癌症
- 脑卒中
- 急性心肌梗死
- 糖尿病
- 精神疾病

三大疾病

相关阅读 三大疾病：第134页

传染性疾病是由外源性的病原体入侵引起的

病毒和细菌等病原体入侵会给人体造成损害。根据日本《传染病法》的标准，将传染病按照危险程度分为以下几个级别。

	特征	传染病名称
一类传染病	传染性和重症率等极高的传染病，需限制交通、要求患者住院治疗、限制就业，以及采取必要的消毒措施	埃博拉出血热、天花、鼠疫、马尔堡病、拉沙热等
二类传染病	传染性和重症率等较高的传染病，需要求患者住院治疗、限制就业，以及采取必要的消毒措施	脊髓灰质炎、白喉、严重急性呼吸综合征（非典）、结核病、禽流感等
三类传染病	与一类、二类传染病相比，危险度较低，但容易引起集体感染的传染病，需限制就业及采取必要的消毒措施	霍乱、细菌性痢疾、伤寒、副伤寒等
四类传染病	很少在人与人之间传播，但可能通过动物、食物和饮料等物体传染给人类的传染病，需消毒	戊型肝炎、甲型肝炎、狂犬病等
五类传染病	国家进行流行病学调查，并向公众和医疗相关人员提供和公开必要信息以防止扩散、暴发的传染病	流感、麻疹、病毒性肝炎、获得性免疫缺陷综合征（即艾滋病）等
新型流感等传染病	甲型H1N1流感、再发型流感、新型冠状病毒感染等	
指定传染病	不属于一到三类和新型流感等传染病，且需采取一到三类传染病应对措施的传染病	
新型传染病	在人与人之间传播，症状与已知传染病明显不同，判断其传染性和重症率极高的传染病	

普通感冒也是一种传染病

感冒是由病毒引起的

　　睡觉着凉、疲劳等都会导致感冒，导致感冒的直接原因以外因为主。感冒是由病毒引起的传染病，如腺相关病毒、鼻病毒、埃可病毒、肠道病毒等。当身体虚弱时，免疫细胞不能充分抵抗病毒入侵，病毒就会大量繁殖。

传染的机制

　　病毒进入身体并破坏细胞，然后让细胞大量复制和生产自己的DNA。病毒所到之处，表现出感冒的症状。

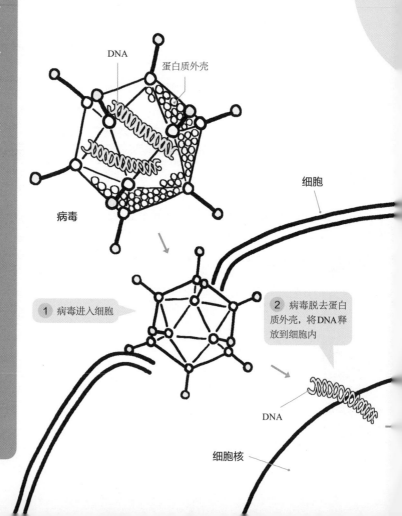

DNA

蛋白质外壳

病毒

细胞

1 病毒进入细胞

2 病毒脱去蛋白质外壳，将DNA释放到细胞内

DNA

细胞核

细菌和病毒的区别

细菌是微小的生物，而病毒不能完全被归类为生物。这是因为病毒不具有一般生物的细胞，只能寄生在其他生物的活细胞内进行繁殖。

人体细胞
约20微米

↑
病毒
约100纳米

细菌（如大肠杆菌）
1～2微米

● **病毒繁殖**

病毒一旦侵入人体，到处进行繁殖并引起症状。不同部位表现出的症状各不相同

鼻子
鼻涕、鼻塞

病毒

支气管
打喷嚏、咳嗽、咳痰

咽喉
嗓子痛、声音嘶哑

肺部
炎症

肠胃
炎症、腹泻

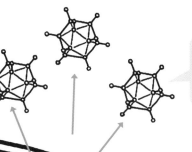

6 细胞破裂，释放出大量新生成的病毒。这些病毒进入其他细胞并在其中继续繁殖

5 细胞制造新的病毒

人体细胞的大小是大肠杆菌的10倍。

3 病毒的DNA被复制，并将DNA信息转录至核糖核酸（RNA）上

细胞产生的病毒蛋白质

4 以转录至RNA的信息为基础，细胞内产生病毒蛋白质

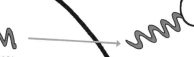

RNA

生病后为什么会发热

帮助白细胞消灭病原体

感染病毒等病原体会触发身体的免疫功能，导致出现各种炎症。例如，感染部位的血管扩张引起泛红，白细胞等向组织移动引起红肿，伴有疼痛和发热等。

发热的原因与白细胞发挥作用有关。白细胞在与病原体战斗时，会分泌一种作用于脑血管内皮细胞的物质，这种物质作用于体温调节中枢，从而导致体温升高。白细胞在高温下更加活跃，与此相反，病原体则具有不耐高温的性质。也就是说，发热是病原体入侵后身体的必备反应。病原体消失后，体温就会下降。

体温调节中枢发出发热指令

当白细胞对抗病原体时，会释放出发热物质。体温越高，白细胞越活跃，而病原体则越弱。

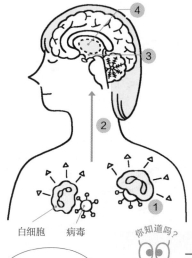

白细胞　病毒

1 当病毒入侵时，白细胞迅速进入作战状态

2 白细胞产生的细胞因子作用于脑血管内皮细胞

3 内皮细胞刺激下丘脑的体温调节中枢

4 体温调节中枢提高体温

发热是自我保护的一种防御性反应哟。

你知道吗？

一天之中体温会发生变化

人的体温并非全天恒定不变。当使用脑和肌肉及消化食物等时，体温就会升高。此外，体温也会受到气温的影响。清晨体温最低，下午2～6时体温最高。究其原因，通常认为在此时间段的脑活动和消化活动总体上更加活跃，外部气温也更高。

保护身体的多种白细胞

保护身体的免疫细胞是白细胞家族的成员，有许多不同的类型。

中性粒细胞

数量最多的白细胞。从伤口流出的脓液，其主要成分就是中性粒细胞

嗜酸性粒细胞

过敏及体内有寄生虫时，嗜酸性粒细胞增多

嗜碱性粒细胞

辅助其他免疫细胞，数量较少

肥大细胞

富含颗粒，大而饱满

淋巴细胞

（包括T淋巴细胞、B淋巴细胞、自然杀伤细胞等）

淋巴细胞是白细胞中最小的免疫细胞，种类很多

大淋巴细胞

成熟的淋巴细胞，通过细胞分裂增加数量

浆细胞

B淋巴细胞分化增殖形成，可以产生大量抗体

巨噬细胞

最大的白细胞。不仅能够消灭侵入机体的病原体，而且可以吞噬自身衰老和死亡的细胞

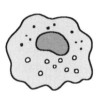 

树突状细胞

寻找抗原并将其传递给T淋巴细胞

相关阅读 免疫细胞：第138页

人体正常体温为什么是36～37℃

消化活动中人体分泌的消化液中所含的消化酶，在体温为36～37℃时可以发挥最佳的作用。也就是说，36～37℃是维持身体健康的适宜体温。

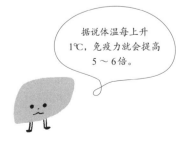

据说体温每上升1℃，免疫力就会提高5～6倍。

体温和消化酶反应速度的关系曲线图

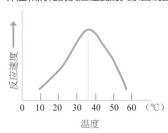

反应速度

0 10 20 30 40 50 60 （℃）

温度

04 人为什么会中暑

高温潮湿下中暑频发

其实中暑和热射病并无不同。过去，在炎热的夏天进行农事作业或参加体育运动时，身体不适或晕倒的人较多，因此也被称为热射病。日本在2000年将其统称为中暑。

当人体的体温调节功能无法适应外界高温而导致体温上升，或由于空气湿度大而汗液未能发挥降温作用时，都会引发中暑。中暑是日常生活中的常见疾病，人体大量出汗后，如果只是大量饮水而不补充盐分，就会出现脱水症状。

引发中暑的原因多种多样

导致中暑的因素同样有内因和外因之分。

外因 （不可控因素）	内因 （可控因素和自身情况）
• 气温高 • 湿度大 • 风力小 • 阳光强烈 • 不能使用空调 • 饮水困难	• 65岁以上老人或婴幼儿患病风险高 • 患有心脏病、肺病、高血压、糖尿病等慢性病 • 肥胖 • 炎热天气下运动和工作 • 身体状况不佳

2021年，日本开始发布基于高温指数预测值的高温预警。

你知道吗？

梅雨季节也会中暑

梅雨季节空气湿度大，汗液不易蒸发，如此一来汗液就丧失了降温作用。因此，即使梅雨季节的气温不及盛夏，人体体温也会上升，最终引发中暑。梅雨季节采取预防中暑的措施非常重要，如使用空调除湿等。

中暑的主要症状

在日本，中暑的严重程度按需要治疗的必要性可以分为以下三种。

I度（轻度）		II度（中度）		III度（重度）	
• 眩晕	• 直立性头晕	• 恶心	• 呕吐	• 体温高	• 痉挛
• 肌肉痉挛	• 手脚发麻	• 身体疲倦	• 头痛	• 不能走直线	• 不能跑步
• 肌肉疼痛	• 面部热	• 乏力	• 皮肤干燥	• 没有意识	• 呼叫没有反应
• 不舒服	• 大量出汗				

中暑与体液的关系

中暑可能发生在任何人身上，即使是健康的人，也会在无意之中患上该病。

勤补水

最好经常携带瓶装水或水杯，感到口渴时马上补充水分。

保证充足的睡眠

充足的睡眠能使身体环境保持稳态，有效预防中暑。

整洁的生活环境

注意检查气温和湿度，保持室内舒适的环境。避免阳光直射和西晒。

补充盐分

不宜大量饮用清凉饮料和碳酸饮料，含有盐分的运动饮料比普通的饮用水和茶水更适合补充水分。

日常锻炼身体

平时尽量多运动，养成良好的运动和出汗习惯。

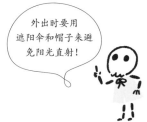

外出时要用遮阳伞和帽子来避免阳光直射！

● 中暑之前体液的变化过程

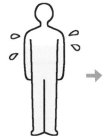 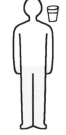 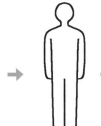 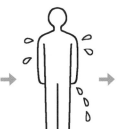

天气炎热时，人体大量出汗，体液减少，感到口渴　　大量饮水　　口渴缓解，体液得到稀释　　为调节体液的浓度，人体开始大量排出水分　　最终因体液不足而导致中暑

高血压带来的健康风险

血管损伤导致动脉硬化和脑卒中

生活方式病是指饮食不均衡、缺乏运动、吸烟和饮酒等不良生活习惯引起的疾病。高血压也被认为是生活方式病的一种。

血压是指血管承受的压力，一般用血压计在肱动脉处测量。当收缩压（高压）≥140mmHg，舒张压（低压）≥90mmHg时，则可诊断为高血压。肥胖、脂质异常和吸烟等是导致高血压的元凶。如果高血压的状态长期持续，那么会给动脉和心脏带来沉重的负担，导致脑卒中、动脉硬化、心绞痛和急性心肌梗死等危及生命的疾病。因此，高血压也被视为"沉默的杀手"。

血压的机制

血压的高低主要受三方面影响，即血管弹性、血管内的血液量及心脏的收缩能力。

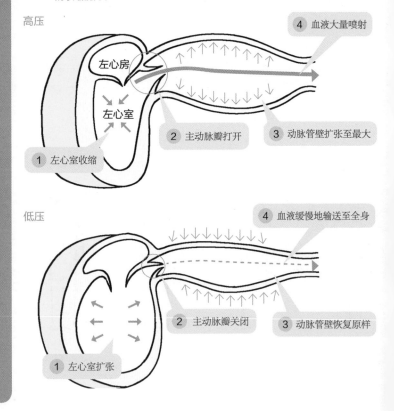

高压

4 血液大量喷射

左心房

2 主动脉瓣打开   3 动脉管壁扩张至最大

1 左心室收缩

低压

4 血液缓慢地输送至全身

2 主动脉瓣关闭   3 动脉管壁恢复原样

1 左心室扩张

血压随年龄增长而升高

　　随着年龄的增长，血管老化、弹性减弱，导致血压升高。由老化或其他因素导致的动脉硬化，而非特定疾病引起的高血压，被称为原发性高血压。

不同年龄段心－踝血管指数（CAVI）变化曲线

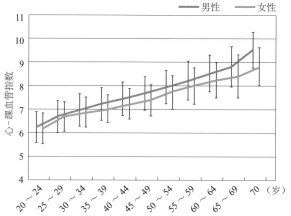

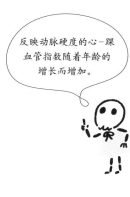

反映动脉硬度的心－踝血管指数随着年龄的增长而增加。

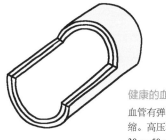

健康的血管

血管有弹性，容易收缩。高压和低压相差30～50mmHg

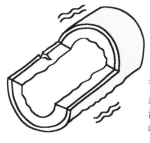

老化的血管

血管又厚又硬，没有弹性，难以收缩。血压易升易降

高血压的诊断标准

　　高血压的诊断标准是高压≥140mmHg，低压≥90mmHg。

最佳血压是指不会对身体造成损害的理想血压。

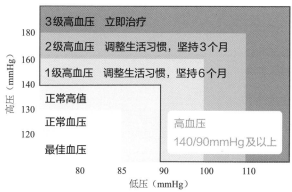

※本书提及的高血压诊断标准以专业医疗机构测量结果为参考依据

血糖、胆固醇和脂质会损伤血管

不良生活习惯导致的生活方式病②

三者皆是损伤血管，引发动脉硬化和脑卒中的"元凶"

血糖值经常性处于较高水平，血液中胆固醇水平升高，胆固醇中性脂肪等脂质较多，均是导致动脉硬化及诱发脑卒中的原因。

当调节血糖水平的激素无法正常发挥作用，血液中过多的糖分就会损伤血管壁。

此外，低密度脂蛋白（坏胆固醇）升高，大量堆积在血管壁上，引起动脉硬化。低密度脂蛋白、中性脂肪和高密度脂蛋白（好胆固醇）一起形成血管斑块。血管斑块一旦形成，就会导致血流不畅，容易形成血栓。

🔬 血糖的调节机制

血糖值是指血液中所含葡萄糖的浓度。胰腺分泌的胰岛素可促进体内糖分消耗，降低血糖值。

血管

糖分（葡萄糖）

健康人的血管
胰岛素将血管中的葡萄糖转运到细胞

胰岛素

细胞

血管壁上形成斑块，血管壁增厚

糖尿病患者的血管
胰岛素分泌量减少，作用减弱，无法充分回收血管中的葡萄糖。最终过多的糖分损伤血管壁，成为动脉硬化的原因之一

相关阅读 **糖尿病：第120页**

两种胆固醇的作用

胆固醇是脂质的一种，分为低密度脂蛋白和高密度脂蛋白，前者是坏胆固醇，后者是好胆固醇。低密度脂蛋白容易堆积在血管壁上，引发脑卒中和心绞痛等疾病。高密度脂蛋白的主要作用之一就是转运胆固醇。

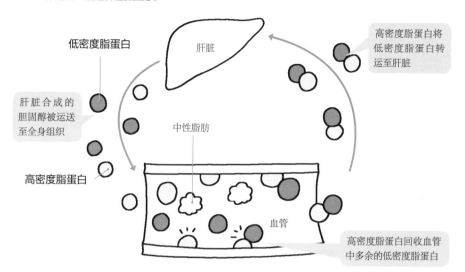

低密度脂蛋白

肝脏

高密度脂蛋白将低密度脂蛋白转运至肝脏

肝脏合成的胆固醇被运送至全身组织

中性脂肪

高密度脂蛋白

血管

高密度脂蛋白回收血管中多余的低密度脂蛋白

胆固醇是人体不可或缺的物质

70% ~ 80%的胆固醇都是由肝脏合成的。通常认为胆固醇对人体有害，事实上它是构成细胞膜及合成激素等所必需的物质。

● 胆固醇参与组成的结构和物质

细胞膜

细胞的组成部分之一。胆固醇是细胞膜的主要成分。

皮质醇

肾上腺皮质分泌的激素之一。

性激素

雄激素和雌激素。

髓磷脂

神经信号传递物质。

胆汁酸

胆汁的重要成分。

维生素D

有助于钙的吸收。

相关阅读 细胞膜：第22页，激素：第56页，胆汁：第76页

血脂异常症及其影响

所谓血脂异常症，是指血液中低密度脂蛋白、高密度脂蛋白和中性脂肪的浓度异常。动脉内形成斑块，易诱发动脉硬化。

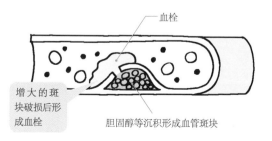

血栓

增大的斑块破损后形成血栓

胆固醇等沉积形成血管斑块

相关阅读 中性脂肪：第133页

内脏脂肪、血脂与动脉硬化风险密切相关

腹部肥胖和高血压、血脂异常及高血糖这三个动脉硬化风险因素中的两项或两项以上同时存在时，即可诊断为代谢综合征。即使上述指标仅存在轻度异常，多种症状并存时也会增加急性心肌梗死和脑卒中的发病风险。

例如，体内储存过多的内脏脂肪会带来负面影响。过量的内脏脂肪将导致代谢紊乱，阻碍血液中的中性脂肪分解。中性脂肪会降低高密度脂蛋白含量，并减小低密度脂蛋白体积。体积减小后，低密度脂蛋白进入血管壁，就会加速动脉硬化的发生。

什么是代谢综合征

代谢综合征可以通过腰围、血压、血脂和血糖来判定。2005年，日本内科学会等八个医学学会制定了诊断标准。

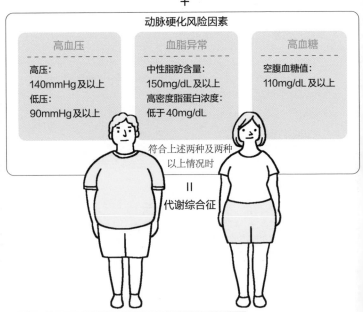

腰围

男性：85厘米以上　　女性：90厘米以上

*腰围是指经脐部中心的水平围长

+

动脉硬化风险因素

高血压	血脂异常	高血糖
高压：140mmHg及以上 低压：90mmHg及以上	中性脂肪含量：150mg/dL及以上 高密度脂蛋白浓度：低于40mg/dL	空腹血糖值：110mg/dL及以上

符合上述两种及两种以上情况时

＝

代谢综合征

相关阅读　高血压：第128页，高血糖和血脂异常：第130页

代谢综合征高发人群及其前期患者多为男性

超过一半的日本男性符合一项及一项以上代谢综合征的诊断标准。

代谢综合征男女分布图

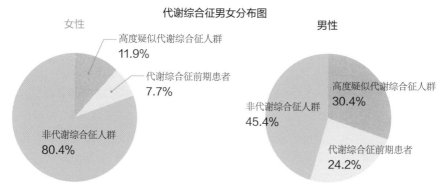

女性

高度疑似代谢综合征人群
11.9%

代谢综合征前期患者
7.7%

非代谢综合征人群
80.4%

男性

高度疑似代谢综合征人群
30.4%

非代谢综合征人群
45.4%

代谢综合征前期患者
24.2%

■ 高度疑似代谢综合征人群（符合动脉硬化风险中的两项诊断标准）
■ 代谢综合征前期患者（符合动脉硬化风险中的一项诊断标准）
■ 非代谢综合征人群

内脏脂肪过多会阻碍中性脂肪分解

内脏脂肪堆积，具有储存脂肪细胞特性的脂肪细胞就会增大，中性脂肪的分解就无法正常进行。

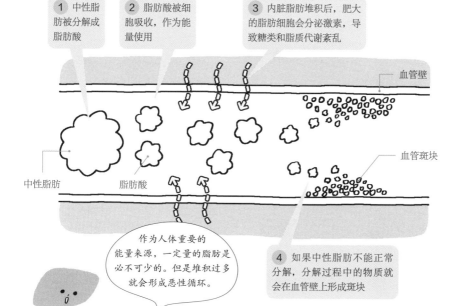

1 中性脂肪被分解成脂肪酸

2 脂肪酸被细胞吸收，作为能量使用

3 内脏脂肪堆积后，肥大的脂肪细胞会分泌激素，导致糖类和脂质代谢紊乱

血管壁

血管斑块

中性脂肪

脂肪酸

作为人体重要的能量来源，一定量的脂肪是必不可少的。但是堆积过多就会形成恶性循环。

4 如果中性脂肪不能正常分解，分解过程中的物质就会在血管壁上形成斑块

08

不良生活习惯导致的生活方式病④

夺走日本人生命的『三大杀手』

癌症、心脏病和脑卒中

癌症、心脏病和脑血管疾病（脑卒中等）是生活方式病中的三大死因，也被称为三大疾病。

癌症是一种正常细胞癌变并破坏周围器官和组织的疾病。癌细胞会持续生长并发生转移。转移后，转移部位附近的组织也会出现功能障碍。急性心肌梗死和心绞痛由动脉硬化等导致血管堵塞而引起，是最为常见的心脏病，此外还有心脏瓣膜疾病和心肌病等。脑卒中是一种脑部血管出现问题导致脑受损的疾病。根据发病原因不同，脑卒中可分为不同的类型，包括脑出血、蛛网膜下腔出血和脑梗死等。

癌症的发生和转移机制

癌细胞诞生于构成人体的约60万亿个细胞中。当免疫细胞无法消灭癌细胞时，就会诱发癌症。

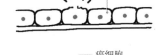

① 由于某种原因，细胞受到损伤

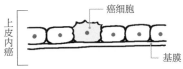

② 细胞癌变。在上皮停留期间，如果免疫细胞能消灭癌细胞，癌细胞就会消失，不会发生转移

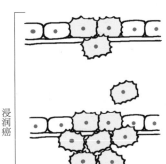

③ 如果免疫细胞未能消灭癌细胞，癌细胞就会穿过基膜继续增殖

④ 增殖的癌细胞进入血管和淋巴管继续移动，逐渐转移到其他器官

134

什么是心脏病

心脏病就是心脏疾病，其中最常见的是动脉硬化等原因导致血管堵塞，从而引发的急性心肌梗死和心绞痛。这两种疾病统称为缺血性心脏病。

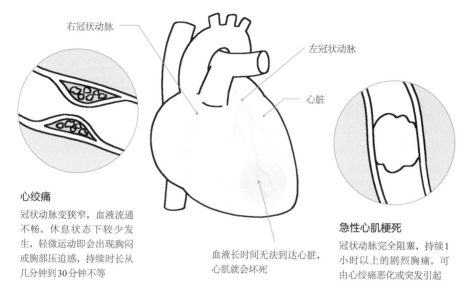

右冠状动脉

左冠状动脉

心脏

心绞痛

冠状动脉变狭窄，血液流通不畅。休息状态下较少发生，轻微运动即会出现胸闷或胸部压迫感，持续时长从几分钟到30分钟不等

血液长时间无法到达心脏，心肌就会坏死

急性心肌梗死

冠状动脉完全阻塞，持续1小时以上的剧烈胸痛。可由心绞痛恶化或突发引起

脑卒中的主要类型和原因

脑卒中根据病因可分为不同的类型。患者会出现突发性剧烈头痛、呕吐和意识障碍等症状。脑卒中的特征是容易留下运动障碍和语言障碍等后遗症。

	脑出血	蛛网膜下腔出血	脑梗死
原因	高血压等原因导致脑部细小血管破裂，血液从破口处流出	随着年龄增长，血管上叫脑动脉瘤的突起物破裂，导致覆盖在脑内部的蛛网膜内侧出血	由脑部血管堵塞引起，主要原因是高血压引起的动脉硬化
特征	活动状态下容易发生	脑卒中疾病中死亡率最高的一种	占脑卒中疾病的一半以上，往往突然发病且危险性极高

● 脑卒中的前兆

- 突然头晕、剧烈头痛
- 口齿不清
- 手脚或面部一侧麻痹
- 视线模糊、重影
- 无法走直线

脑卒中也有前兆，早期发现很重要！

男女易患疾病有所不同

性别差异和生活习惯对疾病的影响逐渐明确

　　身体结构和生殖功能的差异导致男女的易患疾病也有所不同。近年来，性别特异医疗方法越来越普及，从医学角度来看，其原因和机制也逐渐明确。

　　女性绝经后雌激素分泌减少，骨吸收（破坏旧骨）比骨形成更快，因此易患骨质疏松症。另一方面，痛风患者以男性居多。这是因为雌激素能够促进尿酸排泄，而尿酸是导致痛风的重要原因。男性体内雌激素分泌较少，无法借助其排泄尿酸的功能，尿酸值就容易升高。因此，绝经后的女性更容易患上痛风。

就诊率的性别差异

　　如下图所示，从就诊项目来看，骨质疏松症和痛风等疾病存在明显的性别差异。

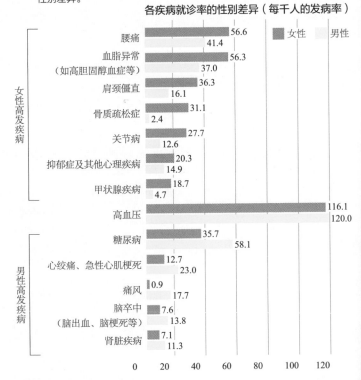

各疾病就诊率的性别差异（每千人的发病率）

■ 女性　□ 男性

女性高发疾病
- 腰痛　女性 56.6　男性 41.4
- 血脂异常（如高胆固醇血症等）　女性 56.3　男性 37.0
- 肩颈僵直　女性 36.3　男性 16.1
- 骨质疏松症　女性 31.1　男性 2.4
- 关节病　女性 27.7　男性 12.6
- 抑郁症及其他心理疾病　女性 20.3　男性 14.9
- 甲状腺疾病　女性 18.7　男性 4.7

高血压　女性 116.1　男性 120.0

男性高发疾病
- 糖尿病　女性 35.7　男性 58.1
- 心绞痛、急性心肌梗死　女性 12.7　男性 23.0
- 痛风　女性 0.9　男性 17.7
- 脑卒中（脑出血、脑梗死等）　女性 7.6　男性 13.8
- 肾脏疾病　女性 7.1　男性 11.3

0　20　40　60　80　100　120

相关阅读　性别差异：第28页

男性高发疾病

除了以下疾病，男性还有很多容易诱发疾病的表现，如高血压、代谢综合征等。

勃起功能障碍

日本的中度及重度勃起功能障碍患者约有1130万人。2019年调查结果显示，日本约有三成男性有过不同程度勃起功能障碍的经历。该病治疗以心理咨询和药物治疗为主。

丛集性头痛

据悉，日本男女慢性头痛患者约为4000万人，其中丛集性头痛的男性患者比例远超女性。丛集性头痛多发于20～50岁人群，主要与带状疱疹病毒有关。

前列腺增生

前列腺是男性特有的器官，只存在于男性身体中。前列腺增生会压迫尿道，导致排尿困难。尿液无法储存，导致尿频、漏尿等。多于50岁以后男性。

睡眠呼吸暂停综合征

上气道阻塞导致睡眠时呼吸停止超过10秒或呼吸变浅，白天嗜睡。主要原因之一是肥胖。男性上半身和颈部脂肪较多，因此更容易患病。

痛风

血液中尿酸过高，就会产生结晶，导致全身关节疼痛。痛风曾被认为是摄入过多的嘌呤引起的，但现在普遍认为这不是导致痛风的唯一原因。不规律的生活方式，如周末大量饮酒等也会产生影响。

尿路结石

尿液中的矿物质成分结晶后聚积形成结石状物。根据结石位置可分为四类，包括肾结石、输尿管结石、膀胱结石和尿道结石。如果结石无法自行排出，就需要通过手术方式碎石、取石。

相关阅读 勃起功能障碍：第99页，丛集性头痛：第148页

女性高发疾病

除了以下疾病，怕冷症、便秘等也是女性较为常见的表现。与男性一样，许多女性受头痛困扰。

大肠癌

在所有癌症中，排在首位的导致女性死亡的癌症就是大肠癌。早期症状表现为肛门出血、排便量少、排便次数增加等，与便秘和痔疮相似。如果没有及早发现，那么可能导致病情加重。

痔疮

怕冷症、便秘等原因导致女性更容易出现肛裂。因分娩时用力过猛等引起肛周淤血，形成痔疮的情况也不少见。

膀胱炎

大肠杆菌等肠道细菌进入尿道并在膀胱内繁殖，就会引发膀胱炎。女性的尿道短于男性，因此更容易患上这种疾病。主要症状有尿频、尿不尽、尿液浑浊等。容易反复发作。

拇指外翻

多因穿鞋不当等导致脚趾变形，造成行走困难。除了剧烈疼痛，还可能出现卷曲甲、嵌甲等情况。绝大多数拇指外翻患者也是外翻足。

甲状腺功能异常

甲状腺功能异常主要有两种情况，分别是甲状腺功能减退症和甲状腺功能亢进症。前者是指甲状腺激素分泌减少，导致水肿及全身无力等；后者则是由于甲状腺激素分泌过剩，导致出汗、心率加速和血压升高等。

非酒精性脂肪性肝炎

体形较小的人通常肝脏也较小，因此体内的酒精更难代谢。此外，雌激素分泌减少会加速肝功能异常的进程，因此绝经后的女性饮酒比男性更容易出现肝硬化。

先天性免疫和获得性免疫

我们周围有很多病原体，诸如病毒、细菌等。人体能够身在其中仍保持健康，正是因为免疫力的存在。免疫力是人体从出生之初就具备的天然免疫能力。中性粒细胞和巨噬细胞等白细胞的同类被称为免疫细胞，当它们在体内发现病原体时，就会将病原体吞噬并消灭掉。此外，T淋巴细胞收到巨噬细胞的指令后，会指示B淋巴细胞释放抗体以对抗病原体。

B淋巴细胞会记住这个过程，当下一次同样的病原体入侵时，就会释放抗体来对抗这种病原体，这就是获得性免疫。

🦠 获得性免疫的机制

免疫是指保护人体不受病原体侵害的功能。病原体一旦进入人体，免疫细胞就会建立防御系统，以便下一次相同的病原体进入体内时，可以做好防御准备。

当病原体初次进入体内时

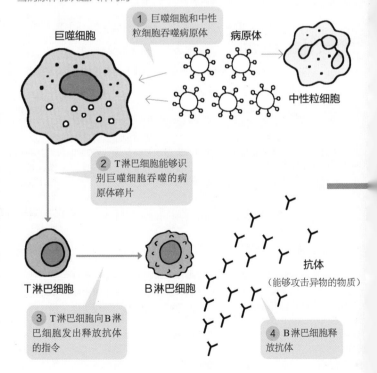

巨噬细胞

1 巨噬细胞和中性粒细胞吞噬病原体

病原体

中性粒细胞

2 T淋巴细胞能够识别巨噬细胞吞噬的病原体碎片

T淋巴细胞

B淋巴细胞

抗体
（能够攻击异物的物质）

3 T淋巴细胞向B淋巴细胞发出释放抗体的指令

4 B淋巴细胞释放抗体

抗体通过结合形状匹配的病原体助力消灭病毒

人体内最多的抗体是Y字形结构的免疫球蛋白G。当病原体的形状与下图所示抗体的突出部分相匹配时，才能被抗体结合和捕获。抗体结合病原体后消灭病毒。

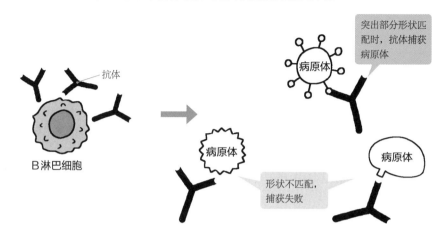

突出部分形状匹配时，抗体捕获病原体

形状不匹配，捕获失败

病原体

B淋巴细胞

抗体

当病原体再次进入体内时

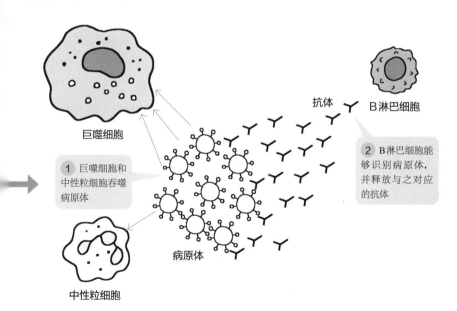

巨噬细胞

1 巨噬细胞和中性粒细胞吞噬病原体

病原体

中性粒细胞

抗体

B淋巴细胞

2 B淋巴细胞能够识别病原体，并释放与之对应的抗体

相关阅读 免疫细胞：第125页

制造抗体防止症状恶化

通过感染病原体来预防较重的症状就是预防接种，也就是打疫苗。获得性免疫是指曾与某种病原体战斗过的免疫细胞，再次遇到同样的病原体时，可以快速产生抗体。疫苗正是利用这一机制，预先创造类似感染的条件，来激发人体的获得性免疫。

如果因为接种疫苗导致生病，确属本末倒置，所以我们一般使用的疫苗只含低毒和灭活的病原体成分。活疫苗虽然效果较好，但容易发生副作用。灭活疫苗较为安全，但有时效果欠佳，需要多次接种。

🦠 疫苗的类型

根据生产时的成分不同，疫苗分为许多种类。下面介绍其中一部分。

利用全部病原体生产的疫苗

活疫苗

经过人工减毒使病原体减少毒性，但仍保持一定繁衍能力和毒性的疫苗。接种后，有望产生与自然感染几乎相同的免疫力，包括风疹、流行性腮腺炎、卡介苗、麻疹等疫苗。

灭活疫苗

将具有感染性的病毒杀死，但保留其抗原性。与活疫苗相比，灭活疫苗的免疫性较弱，包括流感、乙型脑炎及肺炎球菌等疫苗。

利用部分病原体生产的疫苗

重组蛋白疫苗

利用体外培养的细胞，扩增病毒表面仅包含免疫生成所需部分的蛋白质，重组这些蛋白并注射，从而诱导免疫反应，如乙型肝炎疫苗等。

类毒素疫苗

去除病原体产生的毒素，仅保留能够刺激免疫反应的部分，将重构的无毒性毒素产物注射人体，激发免疫反应。类毒素疫苗也可归类为灭活疫苗，包括百日咳疫苗等。

利用病毒遗传信息生产的疫苗

DNA疫苗

编码某种病毒蛋白质的遗传信息，以DNA形式直接注射入人体，人体就会产生该病毒的抗原蛋白。需要多次接种驱动免疫反应，日本尚未正式投入使用。

信使核糖核酸（mRNA）疫苗

编码某种病毒蛋白质的遗传信息，以RNA形式（DNA遗传信息的拷贝）直接注射入人体，人体就会产生该病毒的抗原蛋白。需要多次接种驱动免疫反应，如新冠mRNA疫苗。

疫苗的起源

18世纪的英国，牛频发一种皮肤上长满水疱的传染病（牛痘）。医生爱德华·詹纳注意到一个现象，即患过牛痘的人不会再感染天花。于是，他用牛痘水疱中的液体制成了天花疫苗，取得了巨大的成效，这就是免疫医学的开端。

与其他发达国家相比，日本免费接种的疫苗很少，被称为疫苗落后国家。

接种疫苗实现获得性免疫的机制

疫苗由已降低致病性的病原体或其成分制成，不会导致疾病。免疫细胞在真正的病原体进入人体前已产生抗体，做好了准备。

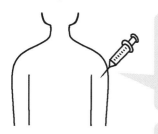

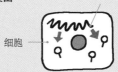

1 接种疫苗

病原体

细胞

已降低致病性的病原体及其成分被注射入人体

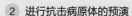

2 进行抗击病原体的预演

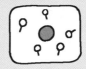

免疫细胞学习病原体的特征，即获得性免疫

3 当病原体再次进入人体时，免疫细胞将其击退

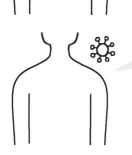

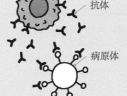

B淋巴细胞

抗体

病原体

B淋巴细胞释放抗体，消除病原体的感染性

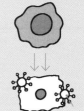

细胞毒性T淋巴细胞

病原体

细胞毒性T淋巴细胞攻击被病毒感染的细胞

相关阅读　获得性免疫：第138页

过敏是这样发生的

过敏反应就是免疫功能紊乱

过敏就是免疫细胞对非病原体物质过度攻击，导致身体出现症状。所谓过敏反应，指的是食品或花粉等本不应受到攻击的物质被当作异物，导致身体反应过度甚至损害自身。过敏反应的原因尚不明确，一般认为体质和环境是主要因素。当体内存在过多过敏原的抗体时，就容易出现过敏反应。

也有研究认为，近年来卫生环境过度清洁也是过敏人群增多的原因。

⚙ 不同身体部位的过敏反应

过敏反应会导致出现支气管收缩、黏液大量分泌和黏膜炎症等情况。

眼睛	口腔	皮肤
● 眼睛充血	● 嘴唇、舌头不适	● 瘙痒　　● 湿疹
● 眼周发痒	● 肿胀	● 荨麻疹　● 水肿
● 流泪		● 变红

消化器官	呼吸器官	
● 腹泻、便血	● 打喷嚏	● 呼吸音加重
● 呕吐	● 呼吸困难	● 鼻塞、流鼻涕
	● 咳嗽	

神经	循环器官	全身各处
● 精神不振	● 脉搏过快且不规律	● 血压下降，意识障碍，
● 浑身无力	● 手脚冰凉	皮肤和呼吸道等多处出
● 意识模糊	● 嘴唇和指甲等处发绀	现过敏反应
	● 血压下降	

你知道吗？

过敏症状随年龄增长而变化

高达10%的婴幼儿会对食物过敏，特别是牛奶、鸡蛋和小麦等。但多数情况下，随着婴幼儿年龄的增长，过敏反应会逐渐消失，这是因为消化道的免疫功能逐渐发育成熟。另一方面，也可能会由于体质变化等原因产生新的过敏原，过敏症状会随着年龄的增长而变化。

可以通过改变生活环境来缓解过敏症状。

过敏反应的发生机制

当免疫细胞攻击过敏原并产生过激反应时，就会出现过敏反应。

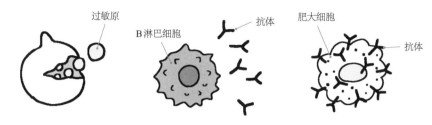

1 花粉等过敏原

2 当过敏原入侵机体时，B淋巴细胞发生反应，释放抗体

3 抗体附着在肥大细胞上

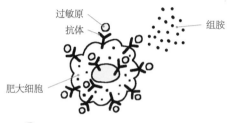

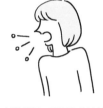

4 当过敏原再次入侵机体时，与抗体结合，肥大细胞就会释放组胺等化学物质

5 刺激神经，引起各种过敏反应

荨麻疹的发病机制

荨麻疹是过敏反应释放的化学物质发生作用，血液成分从血管中渗漏，继而表现在皮肤表面的病症。

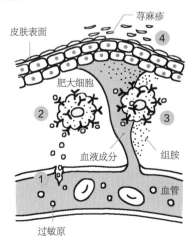

1 被人体消化、吸收的食物中的过敏原通过血液输送到全身

2 过敏原从血管渗出，附着在肥大细胞的抗体上

3 肥大细胞释放组胺等化学物质

4 渗漏的血液成分导致皮肤肿胀，形成荨麻疹

日本的国民疾病——花粉症

多种植物可导致花粉症

花粉症是指人体的免疫细胞将进入鼻腔的花粉视为异物，做出过度免疫反应而引起的疾病。它与食物过敏、金属过敏和哮喘等都属于过敏症的一种，也被称为季节性过敏性鼻炎。与其他过敏症相同，花粉症的发病症状和反应强度也存在个体差异。

当花粉的成分成为过敏原，从眼睛、鼻子、喉咙黏膜等侵入人体时，就会引发花粉症。在日本，引发花粉症的植物有60多种，不仅有杉树和扁柏，还有白桦、山毛榉、桤木、榉树、枹栎、豚草和魁蒿等，可以说一年四季空气中都有花粉在飘舞。

在日本每两个人当中就有一个是花粉症

日本的花粉症患者逐年增加，如下图所示，大约只有一半的调查对象明确表示没有患花粉症。

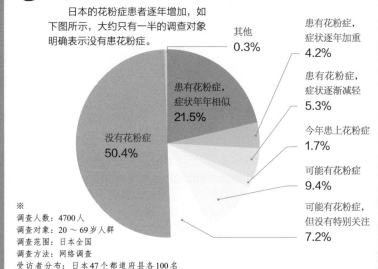

其他 0.3%

患有花粉症，症状年年相似 21.5%

没有花粉症 50.4%

患有花粉症，症状逐年加重 4.2%

患有花粉症，症状逐渐减轻 5.3%

今年患上花粉症 1.7%

可能有花粉症 9.4%

可能有花粉症，但没有特别关注 7.2%

※
调查人数：4700人
调查对象：20～69岁人群
调查范围：日本全国
调查方法：网络调查
受访者分布：日本47个都道府县各100名
（男女各50名）

你知道吗？

农村和城市的花粉有所不同

理论上城市里少有人工种植的杉树林，但城市里却有较高的杉树花粉症患病率。这是因为城市中汽车尾气等空气污染物会附着在花粉上。这些物质会加重过敏症状，因此城市中的杉树花粉症更加普遍。

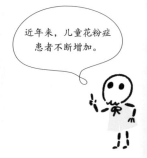

近年来，儿童花粉症患者不断增加。

成人易患花粉症的原因

当免疫细胞Th1细胞和Th2细胞失衡，无法正常进行免疫反应时，就会引发花粉症。20岁以后，这两种免疫细胞往往容易失衡，因此成人患花粉症的概率就会增加。

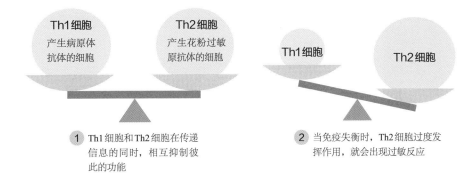

1 Th1细胞和Th2细胞在传递信息的同时，相互抑制彼此的功能

2 当免疫失衡时，Th2细胞过度发挥作用，就会出现过敏反应

白天和夜晚两个时段有利于花粉传播

一天之中有利于花粉传播的时间通常是固定的。城市中空气会随着人流的移动而流动，因此白天和傍晚更有利于花粉传播。在城市以外的区域，日落前后的温差也会导致空气流动，因此花粉在傍晚更容易传播。

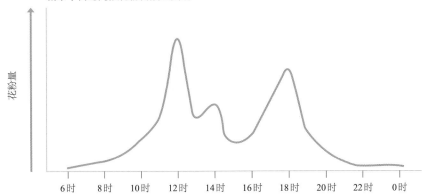

城市中各时间段花粉传播量曲线

（纵轴）花粉量

6时 8时 10时 12时 14时 16时 18时 20时 22时 0时

● 花粉的传播条件

高温
植物的习性决定其在气候温暖的日子会释放更多花粉。尤其是降雨后第二天，气温往往会升高。

低湿度
空气干燥时花粉也能保持干燥，可以从遥远的森林开始传播而不散落。

强风
花粉借助风力条件更容易传播。当风从山上吹来时，会携带并传播大量花粉。

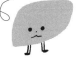

花粉传播量主要受前一年夏季气温的影响。前一年如果是冷夏，第二年的花粉传播量就会很少。

远程办公导致怕冷者增加

怕冷症并非体质问题，而是身体症状

怕冷症不是一种疾病，而是身体的不适症状，不应仅将其归结为体质问题而掉以轻心。寒冷会导致各种不适症状，如血液和淋巴循环不畅引发身体水肿，以及体内的代谢废物堆积引起肩颈僵硬等。怕冷的一个重要原因就是肌肉含量低。肌肉通过代谢产生能量，能够促进血液循环，因此当肌肉含量减少时，全身的血液循环会变差。

近年来怕冷症人群有所增加，其原因之一就是远程办公。远程办公难以明确工作和休息时间的切换，可能导致自主神经紊乱和运动不足等情况，从而引发怕冷症。

怕冷症的主要症状

怕冷者常常因手脚冰凉而难以入睡，或者提高室温后手脚仍然冰凉，难以改善。除此之外，身体其他部位也会出现不适症状。

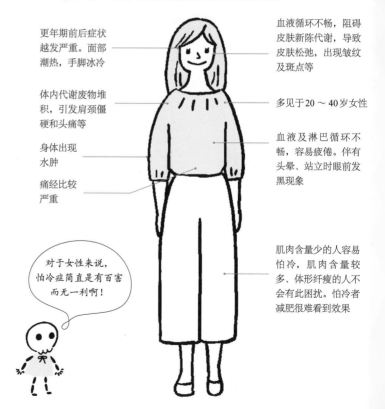

更年期前后症状越发严重。面部潮热，手脚冰冷

血液循环不畅，阻碍皮肤新陈代谢，导致皮肤松弛，出现皱纹及斑点等

体内代谢废物堆积，引发肩颈僵硬和头痛等

多见于20～40岁女性

身体出现水肿

血液及淋巴循环不畅，容易疲倦。伴有头晕、站立时眼前发黑现象

痛经比较严重

肌肉含量少的人容易怕冷，肌肉含量较多、体形纤瘦的人不会有此困扰。怕冷者减肥很难看到效果

对于女性来说，怕冷症简直是有百害而无一利啊！

不同类型怕冷症的特征和对策

怕冷症大致分为四种类型，其对策各不相同。

	特征	对策
四肢末端型	被称为末端怕冷症。手、脚特别是指尖和足尖冰冷，容易肩颈僵硬和头痛	避免节食减肥，保证摄入充足的糖类和蛋白质等营养物质
下半身型	 手暖脚凉，上半身容易出汗。多发于30岁以上的男女	长期的伏案工作会导致下半身肌肉僵硬，因此要进行拉伸运动，尤其要注意放松臀部肌肉
内脏型	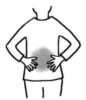 手脚和身体表面温暖，但腹部容易受凉。当身处寒冷的地方时，手臂、大腿和小腹部比手脚更怕冷	避免身体因出汗过多而着凉。注意控制食量，养成喝40～50℃温水的习惯，这些对于改善症状颇有成效
全身型	身体常年发冷，大多没有自觉症状。体温日常维持在较低的状态。容易疲惫，精神不振	注意规律作息。营养均衡的饮食和充足的睡眠十分必要，同时配合适当运动。注意加衣保暖

 你知道吗？

男性怕冷者正在增加

人体是通过肌肉代谢产生能量的。也就是说，肌肉含量越多，其产生的能量就越多；反之，肌肉含量越少，就越难产生能量。远程办公增加导致肌肉含量下降的人数逐渐增多，近年来男性怕冷者呈现急剧增加的趋势。

 你知道吗？

怕冷症与低体温症不同

怕冷症是指无论自身体温高低，人体都会感到寒冷的状态。低体温症则是指人体的核心温度处于35℃以下的情况。在低温环境中，体温调节代谢赶不上体温下降的速度时就会发生低体温症。它会导致多个器官无法正常工作，危及生命。

没有基础疾病却被慢性头痛困扰

据统计，近年来15岁以上的日本人中约有四成人被慢性头痛困扰。由于没有基础疾病，人们往往认为慢性头痛只是小毛病。可是头痛一旦发作就会非常剧烈，以至于无法正常处理工作和做家务。

慢性头痛中最常见的是紧张性头痛。肩颈僵硬、精神压力大及长时间保持同一姿势等都是导致紧张性头痛的原因。女性较为常见的是偏头痛，其导火索是气压和气温变化引起的血管扩张和自主神经紊乱等。脑神经敏感的人容易发生偏头痛。此外，男性多发丛集性头痛。

🦠 慢性头痛的分类和注意事项

慢性头痛大致有三种类型。

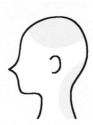

紧张性头痛

【症状】
从后颈部到枕部，常感头部呈箍紧感、钳夹感，同时还可能伴有肩颈僵硬

【对策】
- 注意释放压力
- 加强运动，放松肩颈
- 热敷僵硬部位

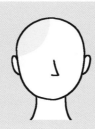

偏头痛

【症状】
头部一侧或两侧搏动性疼痛，常伴有恶心、呕吐现象。发作时持续数小时至数天不等

【对策】
- 注意作息规律
- 注意释放压力
- 冷敷可以缓解，咖啡因亦有辅助作用

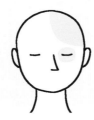

丛集性头痛

【症状】
头部一侧或眼眶及其周围出现剧烈钻痛。可持续1个月左右，每天大约在相同时间发作。多见于青年男性

【对策】
- 控制饮酒
- 常与血管扩张有关，发作期间应避免洗澡

40%的日本人头痛

调查显示，15岁以上的日本人中大约40%的人为慢性头痛所困扰。据推算，约有840万日本人患有偏头痛。

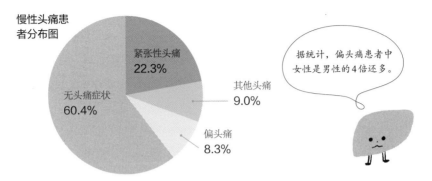

慢性头痛患者分布图

紧张性头痛 22.3%

其他头痛 9.0%

无头痛症状 60.4%

偏头痛 8.3%

据统计，偏头痛患者中女性是男性的4倍还多。

※ 该调查以来自日本全国各地15岁以上的约4万人为调查对象，从中抽取与日本人口普查中性别、年龄及地区等信息一致的4029人，通过电话询问的方式调查受访者的头痛经历

气象病与气压的关系

随着气候环境的剧烈变化，近年来因气象病感到不适的人群有所增加。气象病是由气温、气压和湿度变化引起的一系列不适症状的总称。致病因素中影响最大的就是气压。

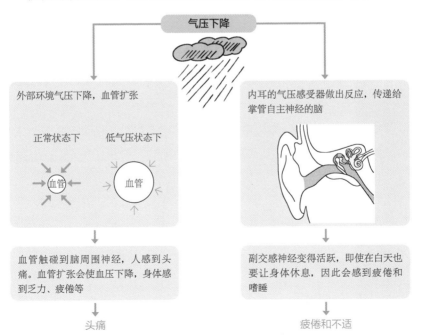

气压下降

外部环境气压下降，血管扩张

正常状态下　低气压状态下

血管　血管

内耳的气压感受器做出反应，传递给掌管自主神经的脑

血管触碰到脑周围神经，人感到头痛。血管扩张会使血压下降，身体感到乏力、疲倦等

副交感神经变得活跃，即使在白天也要让身体休息，因此会感到疲倦和嗜睡

头痛

疲倦和不适

人体为什么会肩颈僵硬和腰痛

肩部和腰部时刻都在承受压力

肩颈僵硬和腰痛或轻或重地困扰着许多人。肩颈僵硬是指从颈根部到肩背部的肌肉处于僵硬的状态。这些肌肉支撑着重达4千克的头，在直立状态下，即使没有施加任何压力，肩颈和腰部也仍然承受着很大的负荷。因此，肌肉力量少的人更容易出现肩颈僵硬。严重时，除剧烈疼痛之外，还可能伴有恶心和头痛现象。腰痛是由于腰部周围肌肉紧张或某种原因感到疼痛的状态。腰部在人体站立时起到支撑上半身的作用。肩部和腰部都承担着很大的负重，所以容易出现疼痛。

🔬 与肩颈僵硬有关的肌肉

颈背部持续处于紧张的姿势或承受较大压力时，肌肉紧张、血流不畅就会导致肩颈僵硬。

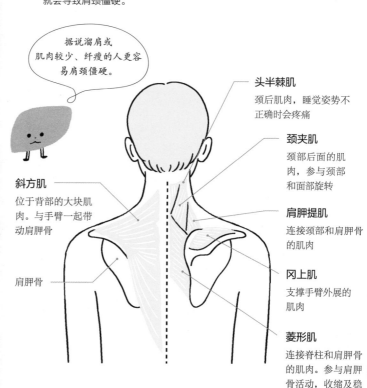

据说溜肩或肌肉较少、纤瘦的人更容易肩颈僵硬。

头半棘肌
颈后肌肉，睡觉姿势不正确时会疼痛

颈夹肌
颈部后面的肌肉，参与颈部和面部旋转

肩胛提肌
连接颈部和肩胛骨的肌肉

冈上肌
支撑手臂外展的肌肉

菱形肌
连接脊柱和肩胛骨的肌肉。参与肩胛骨活动，收缩及稳定肩胛骨

斜方肌
位于背部的大块肌肉。与手臂一起带动肩胛骨

肩胛骨

85% 的腰痛原因不明

普遍认为，85% 的腰痛原因不明，唯一能够明确的是腰椎间盘突出。患者以 20 ~ 50 岁人群居多，男性患者比例在逐渐上升。

● 什么是腰椎间盘突出

腰椎间盘突出就是指椎间盘中的髓核向外突出。髓核压迫神经，产生强烈痛感。

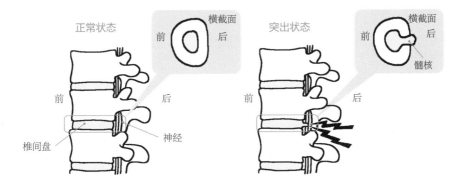

骨盆倾斜导致腰痛

骨盆对于连接和支撑躯干起着非常重要的作用。骨盆因肌肉力量不足或不良姿势而无法保持正确体位时，就会引起腰痛。

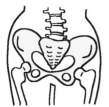

骨盆倾斜
长期向同一方向跷二郎腿会导致骨盆左右扭曲变形。由于单侧腰部压力增加，引起单侧腰痛

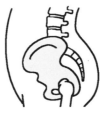

骨盆前倾
骨盆向前倾斜，腰部呈反弓的状态。腰部负担加重，肌肉长期紧张导致血流不畅，引起腰痛

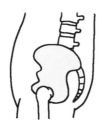

骨盆后倾
骨盆向后倾斜，导致驼背。由于腹肌无法有效支撑上半身，腰部承担了很大负荷，可能诱发腰痛

血液中渗出过多水分引起水肿

很多人都有前一天喝太多酒或站一整天后双腿肿胀的经历吧。医学中把肿胀叫作水肿，是指皮肤或皮下水分积聚的状态。它是血液中的水分从血管中异常渗出造成的。多数情况下，水肿是疲劳和肌肉衰退引起的。返回心脏的静脉血回流受阻，静脉压力增加，水分就会从血管内渗出。因其疼痛不易察觉，所以很容易被忽视。如果身体长期水肿且逐渐严重，那么可能提示心脏、肝脏或肾脏等部位有重大疾病。

水肿发生的机制

疲劳、运动不足等导致腿部肌肉衰减，血液回流至心脏的动力就会变弱，从而阻碍腿部血液循环。此外，长时间保持同一姿势也会引发血流不畅，最终导致身体水肿。

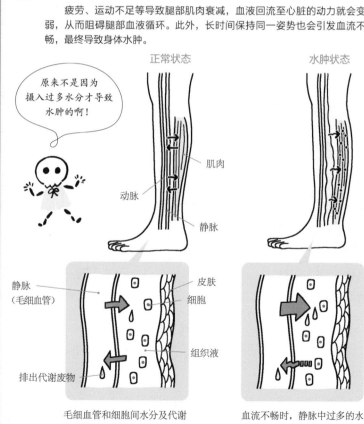

原来不是因为摄入过多水分才导致水肿的啊！

正常状态　　　　　　水肿状态

肌肉
动脉
静脉

静脉
（毛细血管）

皮肤
细胞

组织液

排出代谢废物

毛细血管和细胞间水分及代谢废物能够充分进行交换

血流不畅时，静脉中过多的水分渗出到细胞间隙，无法正常接收细胞的代谢废物

水肿现象可能隐藏的疾病

以下四种水肿的情况，
需要多加注意。

全身水肿

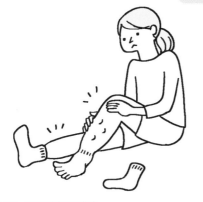

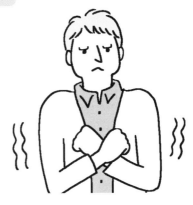

心脏、肝脏或肾脏疾病

当手指按压后的压痕需要一段时间才能恢复时，考虑身体出现心脏、肝脏或肾脏等相关疾病。心脏出现问题会导致血液循环不畅；肝脏出现问题时，血液中维持液体恒定水平的成分就会减少；肾脏出现问题会导致体内多余的水分不能通过尿液排出

甲状腺功能减退

当手指按压的压痕能够马上恢复时，考虑是甲状腺功能减退所致。甲状腺激素分泌减少，还会出现强烈的畏寒感、皮肤干燥、便秘、体重增加及嗜睡等症状

按压后无法立即恢复 ---- **按压后能够立即恢复**

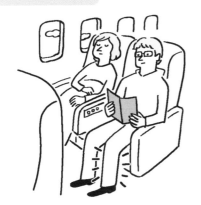

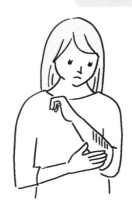

经济舱综合征

当手指按压身体某个部位时，该部位会出现凹陷，并且无法迅速恢复正常。长时间保持同一姿势不动，水分摄入不足会导致血液循环变差，形成静脉血栓。其特征之一是多发于单侧下肢

荨麻疹

皮肤出现类似蚊虫叮咬的局部肿胀，手指按压后能够立即恢复，考虑可能是过敏反应，也有可能是血管性水肿导致的皮肤突发肿胀

局部水肿

男性容易腹泻，女性容易便秘

排便异常是身体在发出信号

粪便是身体健康与否的晴雨表，排便异常是提示消化功能异常和疲惫的信号。一般来说，由于激素分泌和身体构造存在性别差异，男性更容易腹泻，而女性更容易便秘。

腹泻是指大肠无法充分吸收水分，排出的粪便水分含量高达90%以上。理想的粪便含水量为70% ~ 80%。与之相反，便秘则是水分吸收过多。三天以上不排便或大便干结无法完全排出等排便困难的情况都属于便秘。无论男女，便秘发生的可能性都会随着年龄的增长而增加。

腹泻和便秘的原理

两者都是大肠功能异常导致的。如果持续出现腹泻或便秘，那么需要考虑可能是某种疾病所致。

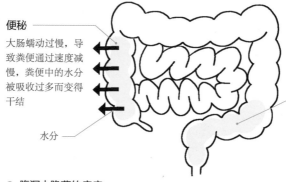

便秘
大肠蠕动过慢，导致粪便通过速度减慢，粪便中的水分被吸收过多而变得干结

水分

腹泻
因大肠功能不佳或粪便排出过快而导致无法正常吸收水分时，就会发生腹泻

● 腹泻中隐藏的疾病

肠易激综合征
肠道内没有肿瘤或炎症等异常情况，但腹泻、便秘等不适症状却持续数月以上。

溃疡性结肠炎和克罗恩病
大肠黏膜发生炎症形成溃疡的疑难杂症。

憩室炎
肠壁出现凹陷，粪便无法正常通过。

你知道吗?

男性腹泻高发的原因之一是神经递质的差异?!

当肠道疼痛或受到刺激时，大脑会释放神经递质来缓解疼痛。2020年日本岐阜大学的研究结果显示，这种神经递质对于女性来说能够抑制大肠蠕动，而对于男性来说则会促进大肠蠕动。

女性容易便秘的原因

可以说，女性的体质决定了其更容易便秘。除了雌激素分泌和肌肉力量较弱，妇科疾病和精神压力大也会导致便秘。

孕激素

孕激素有抑制肠蠕动的作用，因此女性在黄体期容易发生便秘。

孕中期

孕激素大量分泌，再加上子宫增大，压迫肠道。

腹肌力量弱

肠蠕动和排便功能都需要用到腹肌的力量。

● 便秘的种类

器质性便秘	癌症及肠道炎症引起的便秘	
症候性便秘	糖尿病、脑卒中等导致的便秘，肠道本身没有问题	
药物性便秘	药物的副作用引起的便秘	
功能性便秘	大肠功能异常引起的便秘，与其他疾病无关	
	弛缓性便秘	大肠蠕动功能减弱导致排便困难。此种便秘最为常见，尤其高发于老年人
	痉挛性便秘	大肠蠕动过于强烈，腹泻和便秘反复发生
	直肠性便秘	如果长期憋便或反复灌肠刺激，会使直肠到脑的神经传导变得迟钝，难以感觉到便意

腹泻的主要类型和原因

根据不同病因，腹泻可分为以下三种类型。

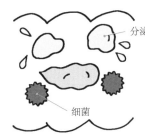

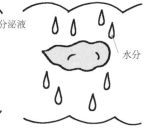

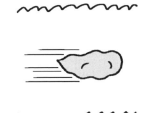

分泌性腹泻

细菌感染或因食物引起过敏反应，肠黏膜分泌液过多所致

渗透性腹泻

药物或营养补充剂等导致肠道内渗透压增高，阻碍肠内水分吸收

运动亢进性腹泻

精神压力大、寒冷及暴饮暴食等行为习惯导致自主神经失衡，粪便在肠内快速通过，水分无法被充分吸收所致

伤口为何能愈合

细胞通过分裂和聚集愈合伤口

伤口是指身体组织或器官因外界某种原因受到的损害。伤口之所以能够自行愈合，是因为人体具备自然愈合的能力。

骨折后，负责骨重建的成骨细胞聚集在伤口处，在血凝块中进行修复。当皮肤受损时，从破损的血管中流出的血液可以填充伤口，在血小板的作用下，血液凝固形成止血栓。伤口处的血痂就是止血栓的一部分；随后伤口周围的细胞开始分裂，细胞的纤维蛋白封闭伤口，最终完全愈合。

相关阅读 结痂：第55页

🔬 骨折的愈合机制

根据不同的骨折部位和年龄，骨折痊愈所需的天数有所不同。此外，即使骨头已经愈合，要完全恢复到骨折前的状态，还需要更长的时间。

骨折时血管也会破裂，导致出血

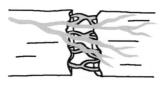

成骨细胞聚集，逐渐填满裂隙，毛细血管再生

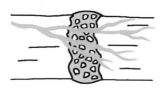

形成海绵状骨骼，强度逐渐增加

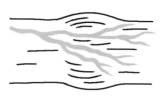

长出新骨，恢复原来的强度，肿胀不久就会消失

伤口的主要类型

根据不同的受伤原因，伤口可以分为以下几种类型。伤口需要进行及时和妥当的治疗。

切割伤

锐器造成的切割伤。不仅皮肤受损，血管也可能被切断导致大量出血。神经和肌肉等也有可能受损，需要确认受伤程度，采取适当的处理措施。

撕裂伤

外力对皮肤施加压力造成的伤口。伤口周围和深处的组织也可能受损，治疗和治愈耗时较久。

咬伤

被动物咬伤的伤口。附着在动物牙齿上的细菌可能造成感染，需要彻底清创并使用抗生素治疗，还有及时注射狂犬病疫苗。

脱臼

关节受到强烈的外力冲击后发生错位，丧失正常的活动能力。大部分脱臼在受伤的瞬间关节部位即处于不能活动的状态，并且出现变形。

扭伤

关节处突然发生旋转等超出生理范围的活动，引起关节韧带、关节囊等组织受损和断裂。从广义上讲，落枕和闪腰也可以视为扭伤。

擦伤

皮肤被摩擦、磨破的状态。多为浅表创面，细砂、尘土可能会进入伤口，愈合后也有可能留下痕迹。

刺伤

锐器刺穿皮肤造成的创伤。伤口较深，可能伤及血管、神经和脏器等部位，需要修复深部组织。

烧伤

烧伤有两种，一种是由火等高温物质引起的，另一种是因长时间接触低温物质引起的低温烧伤。烧伤后立即进行冷却处理，是为了避免皮肤表面的能量继续传导至皮肤深处，从而导致伤情恶化。

骨折

骨头受外力冲击后发生断裂，导致无法正常承受重量。骨裂、骨质凹陷或骨缺损等也属于骨折。

挫伤

皮肤和肌肉、脂肪及血管等皮下组织在撞击或跌落时遭受强烈的外力冲击，出现出血或炎症的状态。

拉伤

肌肉过度拉伸状态下猛然停止伸缩，导致肌肉纤维和血管撕裂。多发生于小腿和大腿肌肉。

你知道吗？

为什么舌头不会被80℃的水烫伤？

人类无法用80℃的热水洗澡，却能喝80℃的水。这是因为皮肤表面和口腔中能够感知温度的温点数量有所不同。口腔中的温点数量仅为皮肤的1/4，因此对温度的敏感程度不及皮肤。

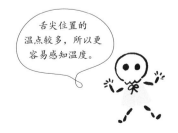
舌尖位置的温点较多，所以更容易感知温度。

免费咨询窗口在增加

随着现代医疗的进步，就诊科室的专业化程度越来越高。专业性提升固然有利于患者安心接受治疗，但也给患者就诊时寻找适合的科室带来了难度。为了应对这种情况，各大医院设立了免费咨询窗口。

发热也会涉及多个科室

当发热38℃以上时，根据不同症状，需要在不同科室就诊。

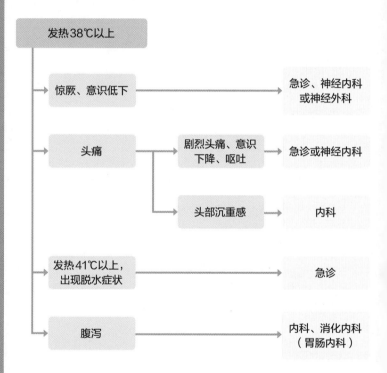

※ 在中国，发热（或伴呼吸道症状）优先考虑去有发热门诊的医疗机构就诊

医院科室一览表

下表展示了部分科室名称及其负责治疗的疾病。

内科	内科	综合内科，主要治疗生活方式病等
	呼吸内科	主要处理呼吸异常、肺部和支气管疾病等
	心血管内科	主要治疗血管和心脏相关疾病
	消化内科（胃肠内科）	主要处理胃、肠等消化器官相关疾病
	肾内科	主要治疗肾脏相关疾病
	神经内科	主要治疗痴呆等脑神经疾病
	内分泌科	治疗糖尿病等内分泌疾病
	血液内科	主要治疗白血病、恶性淋巴瘤等血液相关疾病
	变态反应科	主要负责各种过敏症状的检测与治疗
	感染科	主要治疗细菌和病毒引起的疾病
	风湿免疫科	进行风湿病的诊断和治疗
儿科	儿科	小儿内科，负责全面检查0～14岁的婴幼儿和儿童的健康发育状况
	小儿外科	主要负责0～14岁的婴幼儿和儿童的手术治疗
皮肤科	皮肤科	主要治疗手脚、面部、内耳、鼻腔、口腔和指甲等全身的皮肤疾病
精神科	精神科	治疗心理和精神疾病，包括抑郁症、焦虑症及精神分裂症等
外科	普通外科	治疗患者无法自行处理，需要进行手术的伤口等
	呼吸外科	主要进行肺癌等的胸部手术和治疗
	心血管外科	进行心脏和主动脉等的手术和治疗
	乳腺外科	进行乳腺癌等乳房手术和治疗
	消化外科（胃肠外科）	主要进行消化系统的手术和治疗
	肛肠外科	主要治疗肛门及肛周疾病
骨科	骨科	主要治疗骨骼、肌肉和关节等相关疾病
妇产科	妇产科	包括产科和妇科
	产科	为孕妇和产妇进行检查和治疗
	妇科	治疗出血异常、子宫肌瘤和宫颈癌等妇科疾病
眼科	眼科	治疗眼球相关疾病
耳鼻喉科	耳鼻喉科	全面诊治耳朵、鼻子和喉咙相关疾病
泌尿科	泌尿科	主要诊治性器官、排尿系统及男性相关疾病
神经外专科	神经外科	脑部、脊髓和神经专科，进行手术治疗
放射科	放射科	进行医学影像检查和放射治疗
麻醉科	麻醉科	手术时负责患者麻醉，以及术后的呼吸和心血管系统管理
整形外科	整形外科	改善外貌和针对身体功能性障碍进行治疗
	美容外科	以整容为目的进行整形手术
康复科	康复科	促进患者身体功能和能力的恢复
病理科	病理科	用显微镜等仪器设备检查患者的细胞和组织，负责病理诊断
医学检验科	医学检验科	主要负责患者的身体标本检查

不同药物的服用时间不同

药物都会明确规定服用的时间和次数。这是因为胃在餐前、餐间和餐后处于不同的状态，药物效果取决于服药时间。如果服用方法不正确，那么可能会加重或减轻药效，还可能会出现副作用。没有明确服用时间的药物，最好在餐后服用。

一般情况下，药物需要 15 ~ 30 分钟才能起效。与食物相同，药物也需要通过消化器官被小肠吸收，溶解于血液并输送至全身，在肝脏中被分解，最后到达相应部位显现药效。

🦠 药物如何发挥作用

从药进入身体到其发挥药效，人体内会发生哪些变化呢？让我们来逐步了解一下。

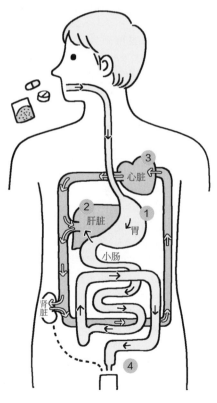

1 药物经口腔进入人体，主要在胃中被分解，再被小肠吸收。当其被带入血液之后，进入与肝脏相连的门静脉

2 肝脏进一步分解药物并降低其毒性

3 药物成分从肝脏进入心脏，再通过血液运送到全身各处。当药物成分到达患处时，即可发挥作用

4 药物作用结束后，通过肾脏以尿液形式排出体外

何为"餐前""餐间"和"餐后"

餐前、餐间和餐后具体是什么时间段呢？

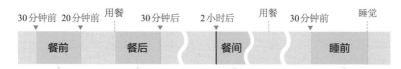

| 30分钟前 | 20分钟前 | 用餐 | 30分钟后 | 2小时后 | 用餐 | 30分钟前 | 睡觉 |

| 餐前 | 餐后 | 餐间 | 睡前 |

餐前
餐前20～30分钟服用。增进食欲和抑制餐后呕吐的药物及不受胃酸影响的药物，如降低血糖水平的糖尿病药物等，建议餐前服用

餐后
餐后30分钟之内服用。餐后胃里还有食物残留，能减少药物对胃的刺激。很多药物在餐后服用更利于吸收

餐间
约餐后2小时服用。空腹状态下容易吸收的药物和保护胃黏膜的药物等

睡前
睡前30分钟左右服用。睡眠期间生效的药物，如泻药和助眠药物等

医药品和医药部外品的区别

日本《药事法》规定，药物可以分为医药品、医药部外品和化妆品三类。医药品又有更为细致的分类。

医药品 以治疗疾病为目的的药物	医疗用医药品		需要处方	心血管系统、感染性疾病、脑部疾病及精神疾病的治疗药物等
	一般医药品 （OTC药品） 不需要处方，在市场上依法销售	第一类医药品 需在执业药师指导下购买		部分胃药、头发用药
		第二类医药品 需注意药品的副作用		感冒药、解热镇痛药和肠胃药等
		第三类医药品 除第一类和第二类医药品外的其他药品		维生素片和调理肠道的药物等
医药部外品 含有特定功效的有效成分，有一定作用，主要用于预防和卫生目的			包括药用牙膏、药用化妆品、药用肥皂、药用洗发水和入浴剂等	
化妆品 主要用于清洁和美化外观			包括香皂、护发产品、美甲产品、化妆用品和牙刷等	

你知道吗？

仿制药品价格更实惠

新研发的原研药受到专利保护，但其保护期限到期后，其他公司便可以生产使用相同药效成分的药物，这就是仿制药品。由于仿制药品的价格仅是原研药品的一半左右，有助于减轻患者个人负担和控制国家医疗成本，因此在世界范围内得到了普及。

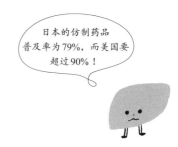
日本的仿制药品普及率为79%，而美国要超过90%！

迄今为止最严重的伤病

比起生孩子，喂奶才是最痛苦的！

怀孕和分娩是我经历过的最耗费体力的事情。我选择的是自然分娩，阵痛、侧切及整个分娩过程应该是很痛的，但其实我已经记不太清了。让我记忆犹新的是哺乳时的乳头疼痛。每次喂奶伤口都会加重，但又不能涂任何药物，真是太痛苦了。

编辑·上原千穗

生平第一次因过度通气综合征陷入恐慌……

30多岁的时候，我曾在电车里发生通气过度的情况。那时我突然无法正常呼吸，不一会儿全身开始颤抖，心跳加速，无法站立，甚至无法说话。因为是第一次遇到这种情况，无法正常呼吸的状态直接让我陷入恐慌，当时我以为自己要死了，真的很害怕。

编辑·藤门杏子

练习网球时肌肉突然拉伤……

40多岁时去学校练习网球拉伤了肌肉。尽管每周都会打网球，但那次练习时还是听到小腿周围发出"嘎嘣"一声，然后我就走不动了。痊愈之前，我每周都要去康复治疗，整整花了三周时间才能正常行走。

设计师·春日井智子

患上乳腺癌

45岁时我得了乳腺癌。因为有每年做体检的习惯，所以能在早期发现可以说是不幸中的万幸。做手术、服用抗癌药物，等等，治疗的那些日子是非常难熬的，但也正是这件事让我开始认真思考自己的身体和健康问题。真是得病方知爱惜自己啊！

作家·菅原嘉子

从过度劳累病倒到恢复正常生活，更难的是心理调节

39岁的时候，由于兼顾出诊、写书及参加电视节目等媒体活动，我累倒了。住院期间我做了很多检查，为了能够迅速恢复到从前的身心状态，我做了很多努力。然而，即使逐渐回归工作，我也仍在与恐惧做斗争，生怕自己会在某个地方倒下。在这里，想感谢家人一直以来给予的支持。

主编·工藤孝文

据说我曾命悬一线

小学六年级时，我得了支原体肺炎，后又引发了史-约综合征。据说当时我差点死掉，三个星期没去上学。在治疗过程中我并不害怕，因为我完全没有意识到病情的严重程度，但后来听说了整个过程后，我觉得能活下来真是太幸运了。

作家·入泽宣幸

第3章

塑造理想的身材

盲目训练和减肥是无法高效塑造理想体形的。

想要健康高效地获得理想身材，

一起来学习基础知识吧。

男女肥胖的不同类型

男女脂肪堆积方式有差异

当人体摄入的能量无法完全消耗时，就会变成脂肪堆积在体内。人体的脂肪在维持生命活动中起着非常重要的作用，如保护身体免受外力冲击，以及保持体温等，但是脂肪堆积过多就会引发肥胖。根据日本肥胖学会制定的标准，肥胖是指体重指数（BMI）≥25的状态。2019年日本厚生劳动省的一项调查显示，日本男性的肥胖比例为33%，女性为22.3%，男性肥胖者较多。

皮下脂肪型肥胖，即体内脂肪囤积在真皮下方的肥胖，多见于女性。内脏脂肪型肥胖，即体内脂肪储存在肠道周围的肥胖，多见于男性和绝经后的女性。

何为衡量肥胖程度的体重指数

BMI值可以通过体重和身高计算得出。尽管计算方法国际通用，但各国判断是否属于肥胖的标准却不尽相同。

$$BMI = 体重（千克）÷ [身高（米）× 身高（米）]$$

● 日本肥胖学会制定的肥胖标准

BMI	< 18.5	18.5 ≤ BMI < 25	≥ 25
肥胖程度	偏瘦	正常	肥胖

※ 中国标准为BMI在18.5～23.9属于正常，BMI在24～27.9属于超重，BMI≥28属于肥胖

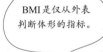

BMI是仅从外表判断体形的指标。

肌肉重量是脂肪的1.2倍

在相同体积下进行比较，肌肉的重量大约是脂肪的1.2倍。因此，体形相似的两个人，肌肉多的人比脂肪多的人可能更重。

● 体重的比较

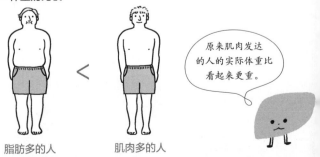

脂肪多的人　　　　肌肉多的人

原来肌肉发达的人的实际体重比看起来更重。

两种肥胖类型

　　肥胖主要有内脏脂肪型肥胖和皮下脂肪型肥胖两种。这两种类型的脂肪在容易堆积的身体部位和分解难度上都存在差异。

内脏脂肪型

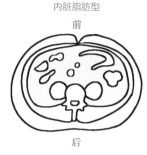

皮下脂肪型

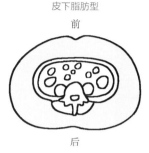

- 脂肪堆积在小肠周围
- 腰围变粗，从外观上看腹部突出
- 容易发展成糖尿病和高血压等生活方式病
- 进入中年后易随年龄增长发展成内脏脂肪型肥胖
- 内脏脂肪容易分解和减掉
- 肥胖原因大多是缺乏锻炼和饮食不节制等
- 常见于男性和绝经后的女性

- 脂肪堆积在皮肤和内脏器官之间的皮下组织
- 大腿和臀部等处更容易肥胖
- 容易合并出现月经异常、睡眠呼吸暂停综合征和关节痛等
- 与年龄无关
- 脂肪难以分解，一旦堆积就很难减掉
- 肌肉含量低的人更容易发展为皮下脂肪型肥胖

又称苹果形肥胖，
多见于男性

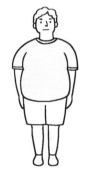

又称梨形肥胖，
多见于女性

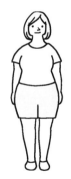

● 日本肥胖学会规定的正常体脂率范围

男性		女性	
29岁以下	大于14%，小于20%	29岁以下	大于17%，小于24%
30岁以上	大于17%，小于23%	30岁以上	大于20%，小于27%

　　皮下脂肪具有储藏能量和保持体温等维持生命的功能，同时是女性月经、妊娠及分娩时必不可少的物质。因此，女性比男性需要更多的体内脂肪。

肥胖的原因很简单

摄入能量大于消耗能量就会导致肥胖

肥胖是指体内脂肪堆积过多，导致体重增加的状态。而体内脂肪堆积则是由于进食过多、缺乏运动等原因导致摄入能量过剩。如果我们每天通过饮食摄入的能量大于日常活动和运动消耗的能量，身体就会将多余的能量作为体内脂肪储存起来，这些摄入和消耗的能量以卡路里为单位来表示。每天人体所需的卡路里因年龄、性别和活动量而不同。

消耗能量与摄入能量的关系

体重增加的原因非常简单，即通过饮食摄入的能量超过通过运动和活动消耗的能量。

从食物中获得的能量
摄入能量 3000 千卡

体重增加

$\vee$

日常活动和运动消耗的能量
消耗能量 2000 千卡

当摄入能量大于消耗能量时，能量就会作为脂肪被储存起来

摄入能量 2000 千卡

维持现状

$=$

消耗能量 2000 千卡

能量保持平衡的状态

摄入能量 1000 千卡

体重减少

$\wedge$

消耗能量 3000 千卡

当摄入能量小于消耗能量时，储存的脂肪就会被分解成能量

食物转变成能量和脂肪的过程

食物中的营养成分被消化系统吸收后，在肝脏被分解成能够供人体运行所需的能量物质，这个过程叫作能量代谢。

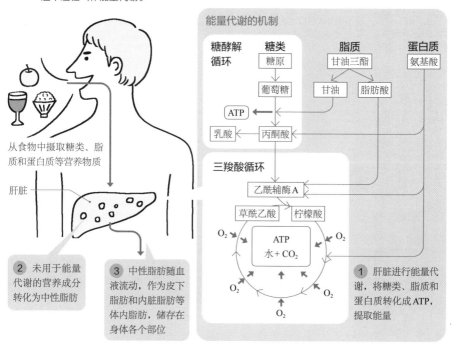

从食物中摄取糖类、脂质和蛋白质等营养物质

肝脏

能量代谢的机制

糖酵解循环　糖类　脂质　蛋白质

糖原

甘油三酯

氨基酸

葡萄糖

甘油　脂肪酸

ATP

乳酸　丙酮酸

三羧酸循环

乙酰辅酶 A

草酰乙酸　柠檬酸

ATP
水 + CO₂

② 未用于能量代谢的营养成分转化为中性脂肪

③ 中性脂肪随血液流动，作为皮下脂肪和内脏脂肪等体内脂肪，储存在身体各个部位

① 肝脏进行能量代谢，将糖类、脂质和蛋白质转化成 ATP，提取能量

人体每日能量摄取标准

日本规定了每日能够维持人体正常营养状态的能量摄取标准。下表中的身体活动水平是指日常生活中每天平均活动强度的三个等级。强度越大，能量摄取量就越多。

● 每日所需能量估算量（千卡）

身体活动水平	1. 生活中大部分时间久坐不动，以静态活动为主		2. 以久坐为主，但在工作场所内需要移动、站立工作、接待客人等，或者需要通勤、购物、做家务和轻微运动等		3. 从事需要大量移动或站立的工作，或闲暇时间有积极运动的习惯	
性别	男	女	男	女	男	女
18～29岁	2300	1700	2650	2000	3050	2300
30～49岁	2300	1750	2700	2050	3050	2350
50～64岁	2200	1650	2600	1950	2950	2250
65～74岁	2050	1550	2400	1850	2750	2100
75岁以上	1800	1400	2100	1650	—	—

167

能量消耗与活动量成正比

增加日常活动量即可增加能量消耗

人体消耗能量的活动有三种，分别是基础代谢、食物热效应和身体活动代谢。身体活动代谢决定人体每天的能量消耗，并因生活方式和运动习惯而改变。

身体活动代谢又可以分为两类，一类来自运动，一类来自工作、家务等日常生活活动。近年来，后一种日常生活活动产生的能量消耗引起广泛关注。人们认为在日常生活中增加站立和行走的时间，有助于预防肥胖和避免运动不足的问题。

每日的能量消耗有六成是基础代谢

纵观人体三种能量消耗的比例，就会发现基础代谢占了大半。不过，基础代谢水平存在个体差异，根据各自的身体活动水平而有所不同。

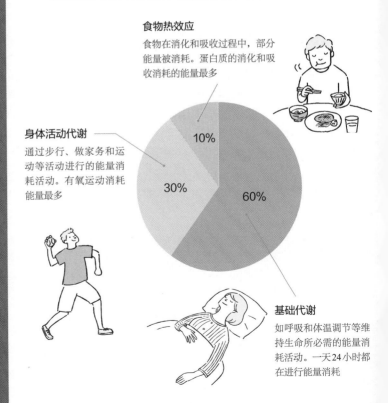

食物热效应
食物在消化和吸收过程中，部分能量被消耗。蛋白质的消化和吸收消耗的能量最多

10%

身体活动代谢
通过步行、做家务和运动等活动进行的能量消耗活动。有氧运动消耗能量最多

30%

60%

基础代谢
如呼吸和体温调节等维持生命所必需的能量消耗活动。一天24小时都在进行能量消耗

表示身体活动和运动强度的代谢当量

　　代谢当量（MET）是一个单位，用来表示身体各种活动和运动相对于安静状态下的能量消耗。假如安静状态下的代谢率为1，其他状态下的代谢率则代表的是安静状态下的几倍。

日常生活活动	代谢当量（MET）	运动
• 平地行走、陪幼儿玩耍和遛狗等步行活动 • 钓鱼　　　• 打扫和整理房间 • 做木工　　• 站着弹吉他 • 装卸货物　• 下楼梯	3.0	• 低强度运动 • 低强度和中强度的重量训练 • 保龄球　• 飞盘 • 排球
• 使用拖把　　　　• 使用吸尘器 • 搬运较轻的行李	3.5	• 低强度和中强度的室内跳操 • 高尔夫（使用球车）
• 清理地板　　　　• 打扫浴室	3.8	• 提速快走（94米/分钟）
• 照顾动物 • 护理老年人和残疾人 • 清扫屋顶积雪 • 中强度的步行	4.0	• 平地快走（95～100米/分钟） • 有氧柔水操、水中有氧运动 • 乒乓球 • 太极拳
• 除草　　　　• 喂养家畜 • 种植树木	4.5	• 羽毛球 • 高尔夫（徒步携带器材）
• 和孩子玩耍（奔跑、做游戏等）	5.0	• 棒球　　• 垒球　　• 躲避球 • 陪孩子在游乐设施中玩耍 • 快速行走
• 使用电动割草机除草	5.5	• 轻度运动
• 移动家具 • 用铲子铲雪	6.0	• 高强度的重量训练　• 爵士舞 • 10分钟以内的慢跑　• 篮球
	6.5	• 健身操
	7.0	• 慢跑　　• 足球　　• 网球 • 仰泳　　• 滑冰　　• 滑雪
	7.5	• 负重1～2kg登山
• 搬运较重的行李 • 爬楼梯	8.0	• 慢速骑行 • 跑步（134米/分钟） • 适当速度骑自行车
• 将家具搬到楼上	9.0	• 站立骑自行车
	10.0	• 跑步（161米/分钟） • 柔道　　• 空手道 • 搏击　　• 橄榄球 • 蛙泳、自由泳和快速游泳 • 快速骑自行车
	11.0	• 蝶泳
• 跑楼梯	15.0	

基础代谢率随年龄增长而降低

维持生命消耗的能量

　　基础代谢是指维持生命所需的最低能量需要，包括呼吸、体温调节和心脏跳动等。它是维持生命需要消耗的能量，约占人体每天总消耗能量的60%。身体各个部位都在进行基础代谢，其中肌肉的基础代谢率最高，约占基础代谢总量的22%。这意味着增加肌肉量就能提高基础代谢率，从而打造不易发胖的体形。此外，基础代谢率会随着年龄的增长而降低。这是肌肉等去脂组织减少及脏器功能退化导致的。

🎛 基础代谢水平随性别、年龄和体形而变化

　　基础代谢水平因人而异，但从平均值来看，15～17岁的男性和12～14岁的女性基础代谢水平最高，之后随年龄增长而下降。

(千卡) **不同年龄段基础代谢水平平均值变化曲线**

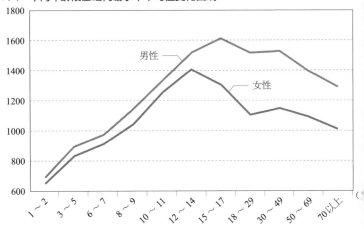

● **基础代谢率的计算方法**

　　由于基础代谢水平存在个体差异，为了更准确地把握自己的基础代谢率，可以通过以下公式进行推算。

男性　10×体重（kg）＋6.25×身高（cm）－5×年龄 +5＝基础代谢率

女性　10×体重（kg）＋6.25×身高（cm）－5×年龄 －160＝基础代谢率

不同器官和组织消耗的能量不同

肌肉的能量消耗率最高，约占基础代谢总量的22%。此外，内脏器官中的肝脏和脑消耗的能量也比较多。

你知道吗?

基础代谢和新陈代谢的区别

与基础代谢相似的一个术语是新陈代谢。基础代谢指的是维持生命的能量消耗，而新陈代谢指的是新细胞替换旧细胞的过程。细胞更换周期因部位而异，胃肠组织的细胞更换周期约为5天，心脏组织的更替周期约为22天。

人体器官和组织的基础代谢水平分布

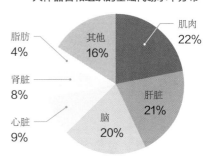

脂肪 4%
其他 16%
肌肉 22%
肾脏 8%
心脏 9%
脑 20%
肝脏 21%

基础代谢率可以提高

基础代谢率会随着年龄的增长而降低，但也可以通过改变生活方式来提高。

增加肌肉量

肌肉是消耗22%基础代谢总量的组织。通过运动和肌肉训练增加肌肉量即可提高基础代谢率。

改善肠道环境

肠道内有益菌产生的短链脂肪酸可以刺激肠道蠕动和身体器官运作，从而增加能量消耗。

提高体温，促进血液循环

通过洗澡、吃温热食物及运动等促进血液循环，体温每上升1℃，基础代谢率就会增加11%～12%。

保持正确的姿势

正确的姿势能够使内脏器官恢复到正确位置，从而增强其功能。同时，血液循环得到进一步改善，基础代谢率也会增加。

深呼吸

深呼吸可以摄入更多氧气，从而提高能量消耗的效率。此外，腹式呼吸还可以锻炼膈肌等肌肉。

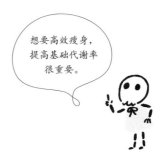

想要高效瘦身，提高基础代谢率很重要。

有氧运动和无氧运动的区别

锻炼肌肉是否需要氧气

运动可分为有氧运动和无氧运动，两种运动的效果各不相同。有氧运动是指持续进行低中强度的运动，包括跑步、散步和游泳等。这类运动可以利用氧气燃烧体内储存的脂肪给身体提供能量，对减脂等有很好的效果。

无氧运动则是指短跑、力量训练等需要短时间内用尽全力的运动。其特点是运动时不需要氧气就可以将糖类转换为能量，能够很好地增强肌肉力量和提升基础代谢率。

有氧运动和无氧运动的区别

我们来比较一下两种运动类型的差异。适度融合有氧运动和无氧运动，既可以减脂，又可以增肌。

	有氧运动
运动的种类	 游泳　跑步　步行　骑行　瑜伽
特点	需要耐力，配合正确的呼吸方法可以提升运动效果
肌肉的使用方法	持续的轻负荷运动
能量来源	利用氧气消耗脂肪
成效	燃烧脂肪，提升耐力
使用的肌纤维	慢肌

耐力型慢肌和爆发型快肌

　　形成肌肉的肌纤维有两种，其特征各不相同。人体中两种肌纤维的数量比例存在个体差异，这种差异基本上是由基因决定的。

慢肌（又称红肌）
- 马拉松选手等慢肌发达
- 锻炼不易变壮
- 不易疲劳
- 能够储存大量氧气
- 不易随年龄增长而退化
- 天生慢肌发达的人擅长需要耐力的运动

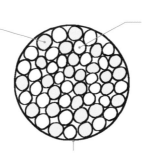

快肌（又称白肌）
- 短跑运动员等快肌发达
- 锻炼容易变壮
- 容易疲劳
- 易随年龄增长而退化
- 天生快肌发达的人擅长需要爆发力的运动

肌纤维束

相关阅读 肌肉的结构：第176页

无氧运动

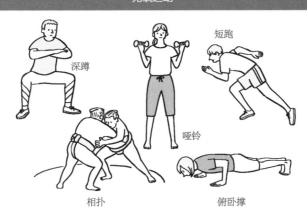

深蹲

哑铃

短跑

相扑

俯卧撑

需要瞬间爆发力，尽管被称为无氧运动，但并不意味着运动时要停止呼吸，而是需要发力时呼气，放松时吸气，如此才能更有成效

重负荷，瞬时性强

主要消耗糖分

增强肌肉力量，提高基础代谢率

快肌

分解脂肪并将其转化为能量

我们通常所说的脂肪，就是储存在脂肪细胞中的类似于固体燃料的多余能量。人体想要将其作为能量使用，必须先将其分解。有氧运动包含分解脂肪的机制，因此可以将脂肪作为能量消耗。

在进行有氧运动时，脑需要更多能量，于是分泌肾上腺素和去甲肾上腺素等激素。这些激素激活了脂肪分解酶，使脂肪分解成游离脂肪酸和甘油，供肌肉作为能量使用。

脂肪燃烧的机制

所谓脂肪燃烧，是指人体内储存的中性脂肪分解为游离脂肪酸，提供运动所需能量的过程。

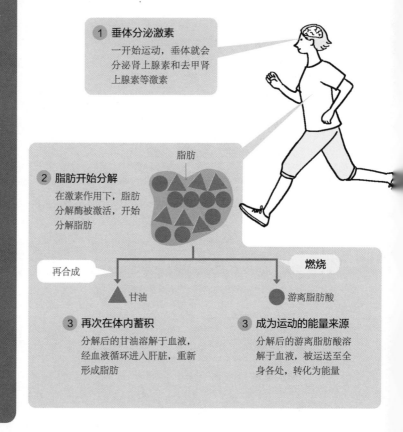

1 垂体分泌激素
一开始运动，垂体就会分泌肾上腺素和去甲肾上腺素等激素

脂肪

2 脂肪开始分解
在激素作用下，脂肪分解酶被激活，开始分解脂肪

再合成　　　　　　　　　　　　　　燃烧

▲ 甘油　　　　　　　　　　　● 游离脂肪酸

3 再次在体内蓄积
分解后的甘油溶解于血液，经血液循环进入肝脏，重新形成脂肪

3 成为运动的能量来源
分解后的游离脂肪酸溶解于血液，被运送至全身各处，转化为能量

脂肪燃烧在运动20分钟后开始

运动初始阶段，身体消耗体内的糖类来制造能量，当糖类用尽后，身体开始通过分解脂肪制造能量。研究显示，大约在运动20分钟之后，脂肪提供的能量开始超过糖类的供给量。

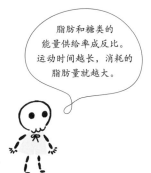

脂肪和糖类的能量供给率成反比。运动时间越长，消耗的脂肪量就越大。

步行过程中能量供给来源的变化曲线

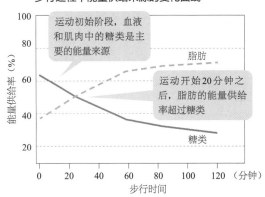

运动初始阶段，血液和肌肉中的糖类是主要的能量来源

运动开始20分钟之后，脂肪的能量供给率超过糖类

脂肪

糖类

能量供给率（%）

步行时间 （分钟）

先无氧再有氧更有助于减脂

进行无氧运动之后再做有氧运动，更能有效提高脂肪燃烧效果。

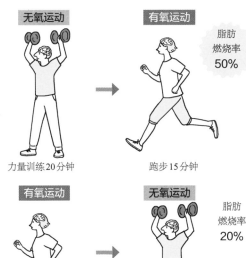

无氧运动

有氧运动

脂肪燃烧率 **50%**

力量训练20分钟

跑步15分钟

进行20分钟无氧运动后再开始有氧运动，能够促进脂肪充分燃烧

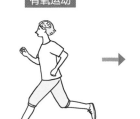

有氧运动

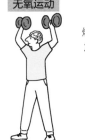

无氧运动

脂肪燃烧率 **20%**

跑步20分钟

力量训练15分钟

无氧运动时主要的能量来源是糖类，超过20分钟很容易出现能量供应不足。生长激素也无法正常分泌释放，训练效果难以显现

肌肉损伤修复后变大

肌肉增大被称为肌肥大，主要有蛋白质代谢和肌纤维再生两种机制。蛋白质代谢机制是指人体合成蛋白质这一肌肉生长所需的原料，这种日常反应由细胞的新陈代谢来主导。肌纤维再生机制则是指肌肉因某种原因受损后，通过蛋白质等修复变为更加强健的肌纤维。

研究认为，力量训练能够促进肌肉生长正是由于肌纤维再生机制——因训练和运动负荷受损的肌纤维得到修复后会变粗壮。

🦠 肌肉的结构

把骨骼肌进一步细分，可以得到骨骼肌的基本单位肌原纤维。肌原纤维具有收缩肌肉的功能，肌原纤维数量增加，肌肉就会变得更加粗壮。

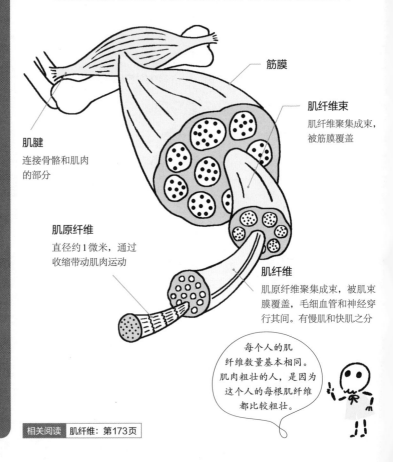

筋膜

肌纤维束
肌纤维聚集成束，被筋膜覆盖

肌腱
连接骨骼和肌肉的部分

肌原纤维
直径约1微米，通过收缩带动肌肉运动

肌纤维
肌原纤维聚集成束，被肌束膜覆盖，毛细血管和神经穿行其间。有慢肌和快肌之分

> 每个人的肌纤维数量基本相同。肌肉粗壮的人，是因为这个人的每根肌纤维都比较粗壮。

相关阅读 肌纤维：第173页

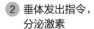 **肌肥大的机制**

　　力量训练能使肌肉变得更加强壮，实际上是一种免疫反应。肌肉为了承受来自外界的强大压力，试图通过生长肌肉来实现自我保护。

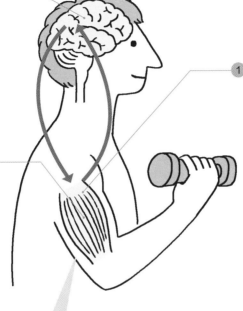

2 **垂体发出指令，分泌激素**

脑感知到肌肉承受了压力，分泌生长激素和睾酮等激素，促进肌肉生长

3 **肌肉增长**

在激素作用下，人体利用从饮食中摄取的蛋白质合成肌肉。肌纤维变粗，肌肉增大

1 **肌肉承受压力**

通过力量训练等方式给肌肉增加负荷，可引起肌肉强力收缩、肌纤维损伤、乳酸等无氧代谢产物堆积，从而给肌肉增加压力

肌纤维变粗的过程

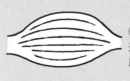

1 运动给肌肉带来压力

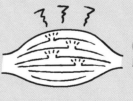

2 肌纤维受损

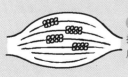

3 损伤部位通过蛋白质等得到修复

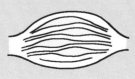

4 激活免疫反应，肌纤维被修复后比损伤前更强、更粗，以抵御压力

受损肌肉通过超量恢复变强壮

研究表明，比起每天训练，每周进行两次力量训练能够更高效地增大肌肉。这是因为肌肉有超量恢复机制。

因力量训练等负重而损伤的肌纤维需要48～72小时恢复。在此期间进行充分的休养和营养补充，肌纤维不仅能够恢复到原来的状态，而且还会比以前长得更为粗壮。相反，如果肌纤维在完成超量恢复之前再次负重，那么受损的肌纤维会进一步受损，无法生长。如果感到疲劳和肌肉酸痛，那么最好不要强行进行训练。

肌肉生长的超量恢复周期

超量恢复的周期一般为力量训练后的48～72小时。按周期进行肌肉训练，可以有效提高肌肉力量。

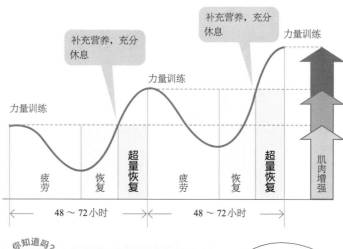

你知道吗？

傍晚进行肌肉锻炼更有效吗？

一般来说，肌肉温度较高时训练更容易看到效果。建议在下午2～6点进行训练，因为该时间段的体温在一天之中升高最快。此外，研究表明傍晚时分更容易分泌能够使肌肉增大的生长激素，不过这种效果因人而异。总体而言，没有充足的证据证明哪个时间段锻炼更有效。

休息时间过长，肌肉力量就会恢复到原来的状态，无法保持增长，所以坚持锻炼很重要。

按照先大肌肉后小肌肉的顺序锻炼

想要通过力量训练有效增大肌肉，训练时的顺序也很重要。肌肉增长逐渐适应压力后便感觉不到负荷，这个过程叫作肌肉适应。

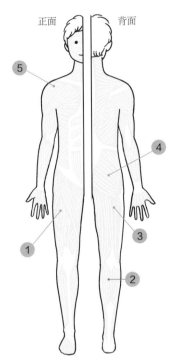

正面　　背面

● 从大肌肉开始锻炼的原因

一次性锻炼到位

大肌肉旁边有关节及周围的小肌肉，在锻炼大肌肉的同时也能锻炼到小肌肉。

容易感受到效果

大肌肉的锻炼效果更容易显现，让人体会到肌肉增大的成果，在训练初期尤其具有激励作用。

● 人体的五大肌肉

人体的肌肉约有七成分布在下半身，大块肌肉也集中在此。

1 股四头肌（位于大腿前侧）

2 小腿三头肌（位于小腿后侧）

3 腘绳肌（位于大腿后侧）

4 臀大肌（位于臀部）

5 三角肌（位于肩部）

每天针对不同身体部位进行训练

超量恢复只会出现在进行力量训练的部位。将需要休息的肌肉和需要训练的肌肉分开制订计划，就可以每天进行力量训练。

示例

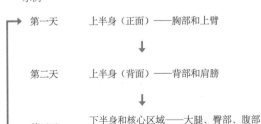

第一天　　上半身（正面）——胸部和上臂

↓

第二天　　上半身（背面）——背部和肩膀

↓

第三天　　下半身和核心区域——大腿、臀部、腹部和侧腹部

对于肌肉来说，除增加负重外，改变器械的握法和锻炼姿势等都是新鲜的刺激方式。

核心肌肉和深层肌肉的区别

深层肌肉蕴藏于身体内部，核心肌肉是指躯干的肌肉群

在力量训练中，我们常常将核心肌肉和深层肌肉作为锻炼的重点。这两个词都容易让人联想到腹部肌群，实际上它们的内涵完全不同。

核心肌肉是指除头部、上肢及下肢以外的躯干部分，包括腹肌、背肌和胸肌等。深层肌肉主要是指位于身体深处、从外面无法直接触摸到的肌肉，其分布范围包括躯干、肩部、上肢及下肢等多个部位。深层肌肉一词并不表示特定的肌肉名称，它又被称作姿势保持肌等。与此相对，更靠近身体表面的肌肉被称为浅层肌肉。

肌肉有深层和浅层双重结构

肌肉可以分为以下两种。浅层肌肉是力量训练中相对容易锻炼的肌肉，深层肌肉则是容易被忽视也很难锻炼到的肌肉。

深层肌肉
维持身体姿势，调整身体平衡，在身体深处支持内脏器官等

浅层肌肉
可以产生较大力量，用于瞬间动作、大幅度动作及提举重物等

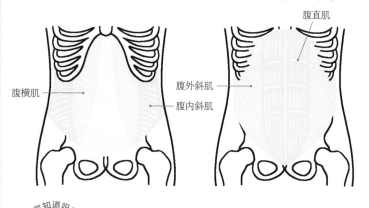

腹横肌

腹直肌
腹外斜肌
腹内斜肌

你知道吗？

呼吸能够锻炼深层肌肉

一般的力量训练很难锻炼到深层肌肉，因此推荐使用腹式呼吸法进行训练。腹式呼吸法需要腹部在保持凹陷的状态下进行呼吸，是一种简单且有效的训练方法。通过腹式呼吸，可以收紧腹肌中最深层的腹横肌。

锻炼核心肌肉和深层肌肉的四个好处

锻炼核心肌肉和深层肌肉，对运动和健康大有裨益。

矫正姿势

通过锻炼腹横肌、多裂肌、膈肌及盆底肌等核心肌肉群，使脊柱得到支撑，起到稳定身体轴心的作用。

提升运动表现

核心肌肉稳定身体轴心，深层肌肉稳定骨骼和关节，从而使身体的运动更加顺畅。

提高基础代谢率

通过锻炼核心肌肉和深层肌肉，使基础代谢率得到提高。即使在不运动的情况下，也能保持较高的能量消耗。

改善体形和体质

锻炼内脏周围的核心肌肉和深层肌肉，能使内脏回到正确的位置，使原本退化的内脏功能得到提升。

躯干深层肌肉的锻炼方法

躯干深层肌肉是保持姿势的肌肉，锻炼的要点在于，即便是轻负荷训练，也要一边深呼吸一边保持正确的姿势。下面介绍一些锻炼方法。

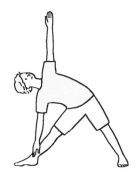

瑜伽
配合腹式呼吸，慢慢摆好姿势，营造冥想状态，直面自己的心灵，从而放松身心、缓解压力

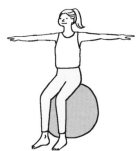

平衡类运动
通过在平衡球、平衡板和平衡半球等不稳定的物体上保持姿势来锻炼深层肌肉

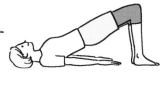

普拉提
配合胸式呼吸，在瑜伽垫上或使用器械改善姿势和体形的运动

09

为什么需要拉伸

不仅适用于运动前后，日常生活中也助益颇多

拉伸是一种有意识地伸展肌肉、提升身体柔韧性的体操。它能扩大关节的活动范围，提高肌肉柔韧性。谈到拉伸对健康的改善作用，可从以下几点进行说明。

在运动或训练前进行的动态拉伸主要是为了热身，有助于提高运动表现和防止受伤。运动后采用的静态拉伸，主要是为了放松疲劳的肌肉，舒缓肌肉紧张。静态拉伸可以放松身体，所以日常生活中培养静态拉伸的习惯，能够缓解疲劳、改善肩颈僵硬和腰痛等问题。

拉伸如何使身体变得柔软

肌肉中有沿肌纤维分布的肌梭，拉伸肌肉时人体感受到的疼痛正是来自肌梭所具有的感觉功能。肌梭的敏感度随着反复牵拉肌肉而逐渐降低，从而使肌肉得以更好地拉伸。

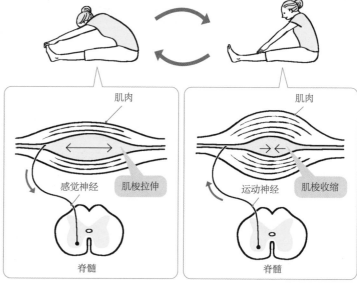

① 牵拉肌肉时，肌梭也感受到拉伸刺激，并将信号通过感觉神经发送到脊髓

② 为避免肌肉过度牵拉，脊髓通过运动神经发出收缩指令。这种机制被称为牵张反射

③ 如①②所示，反复牵拉肌肉，肌梭敏感度会下降，肌肉的伸展性得以增加

拉伸的类型和效果

拉伸大致可分为两种类型，即动态拉伸和静态拉伸。前者是在活动关节的同时反复伸缩肌肉，后者则是缓慢牵拉肌肉。

动态拉伸
利用反作用力的动态运动

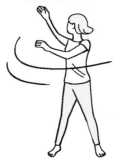

静态拉伸
缓慢牵拉肌肉

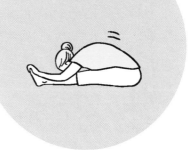

运动前热身

扩大关节的活动范围

通过扩大关节的活动范围，为运动中的大幅度动作做好准备。此外，放松筋膜和肌肉组织，有助于改善运动的流畅性并防止受伤。

促进肌肉血液循环

促进血液循环后肌肉温度升高，肌肉的神经传递速度随之提高。研究表明，肌肉温度上升1℃，神经传递速度提高20%。

加快呼吸频率和心率

通过增强心肺功能，可以减轻运动时的负担，还可以预防缺氧。

运动后降温

增强柔韧性

运动时肌肉处于收缩状态，如果一直保持这种状态，肌肉就会变得僵硬。通过放松筋膜和关节，可以使肌肉恢复到运动前的状态。

促进肌肉血液循环

改善血液循环，可以促进肌肉中堆积的乳酸等疲劳物质排出，有助于缓解疲劳和肌肉疼痛。

激活副交感神经

血管扩张，激活副交感神经，使人体处于放松状态。

※过度静态拉伸会降低肌肉力量，从而降低运动表现，因此在热身环节最好不要过度静态拉伸

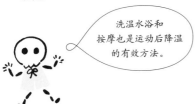

洗温水浴和按摩也是运动后降温的有效方法。

肌肉存在性别差异吗

肌肉无差异但肌肉含量存在差异

　　男女体形存在明显的性别差异，他们不仅肌肉含量不同，而且肌肉的分布部位也有所不同。研究表明，日本男性的肌肉含量约占体重的40%，而女性约占35%。男女肌肉含量的差异，是雄激素分泌量不同造成的。雄激素中促进肌肥大的睾酮在男性身体中的分泌量远高于女性，女性的睾酮分泌量仅为男性的5%左右。此外，虽然下半身的肌肉含量没有太大的差异，但男性的颈部、肩部及上臂的肌肉含量却大大超过女性，因为这些部位有大量的雄激素受体存在。

男女肌肉含量的差异

　　如图所示，男性更容易发展肩部和上臂等上半身肌肉，下半身的肌肉含量几乎没有性别差异。

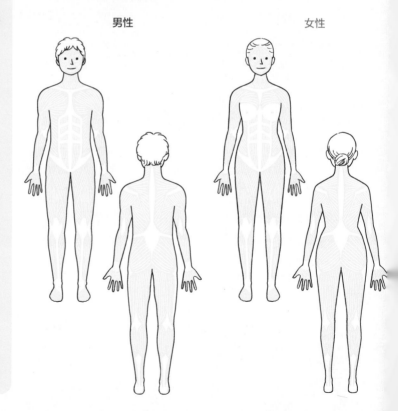

男性　　　　　　　　　　　　　　女性

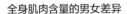 男性的肌肉含量更高

　　肌肉含量和肌肉力量成正比，这就是为什么男性更能拿动重物的原因。随着年龄的增长，肌肉含量会逐渐流失，但由于男性的肌肉最大量原本就较高，因此其肌肉含量始终较女性更多。

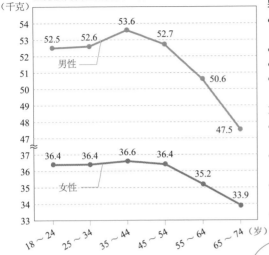

全身肌肉含量的男女差异

（千克）

男性数据：52.5、52.6、53.6、52.7、50.6、47.5

女性数据：36.4、36.4、36.6、36.4、35.2、33.9

横轴：18～24、25～34、35～44、45～54、55～64、65～74（岁）

男性
- 第二性征发育期，雄激素分泌旺盛，颈部周围的斜方肌和肱肌随之发育
- 肌肉含量约从45岁后开始下降
- 肌肉含量的高峰期是 35 ～ 44 岁
- 成年男性的肌肉含量约占体重的40%

女性
- 在月经周期激素分泌变化的影响下，卵泡容易增肌，而黄体期则不容易增肌
- 以50多岁的绝经期为分界线，女性肌肉含量大幅下降
- 女性肌肉含量在第二性征发育期后基本保持不变
- 成年女性的肌肉含量约占体重的35%

直到 14 岁左右第二性征开始发育之前，男女的肌肉含量几乎没有差别。

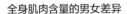 女性体内促进肌肉生长的睾酮分泌较少

　　关于能够促进肌肉生长的睾酮等雄激素，男性由睾丸分泌，而女性则由卵巢和肾上腺产生，其分泌量仅为男性的5% ～ 10%。

不同年龄段睾酮分泌量的变化曲线

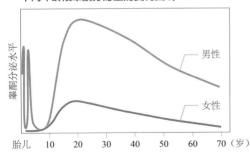

纵轴：睾酮分泌水平

曲线标注：男性、女性

横轴：胎儿、10、20、30、40、50、60、70（岁）

你知道吗？

任何年龄都可以增强肌肉力量

　　如果没有运动习惯，那么大约在45岁之前达到顶峰后，肌肉的体积和力量就会逐渐减小。然而，肌肉本身并不会衰退，所以只要多运动、多锻炼，即使在年老后也能增强力量。东京大学的研究结果显示，60 ～ 80 岁人群每周进行2次力量训练，持续3个月后大腿肌肉力量增加了20%。美国的一项研究报告认为，80 ～ 100 岁人群也能通过训练提高肌肉力量。

健身所需的食物和营养

确保一日三餐均衡摄入五大营养素

饮食方面最基本的要求是做到早、中、晚三餐规律进食。当然，均衡摄入糖类（碳水化合物）、蛋白质、脂质、维生素和矿物质等五大营养素至关重要。

糖类、蛋白质和脂质三大营养素，作为维持生命和能量的来源不可或缺。糖类是脑和神经细胞的能量来源，蛋白质是合成肌肉的主要原料，脂质是激素和细胞膜的主要成分。每种营养素相互依存、相互促进，一旦出现失衡，就难以发挥各自的作用。此外，部分营养素摄入过量也会给身体带来损害。

膳食的基本结构和五大营养素

一顿理想的餐食应包括能够提供糖类的主食，提供蛋白质和脂质的主菜，以及能够提供维生素和矿物质等的副菜。

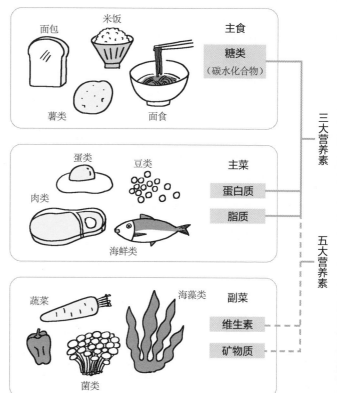

五大营养素的作用与特点

人体几乎无法合成维生素和矿物质，只能从饮食中获取。

	作用	富含该营养素的食材	储存形式（储存部位）	摄入不足时	摄入过量时
糖类（碳水化合物）	身体活动的能量来源	● 米饭 ● 小麦 ● 薯类 ● 水果 ● 玉米	● 肌糖原（肌肉） ● 肝糖原（肝脏） ● 血糖（血液）	注意力、思考能力和耐力下降	肥胖、糖尿病、动脉硬化等患病风险增加
蛋白质	人体的组成部分，包括肌肉、皮肤、肾脏和神经递质等，可以预防衰老	● 肉类 ● 海鲜类 ● 蛋类 ● 乳制品 ● 豆类（大豆）	游离氨基酸池（血液、肌肉等各组织的氨基酸）	肌肉含量和骨量下降、皮肤粗糙、贫血和免疫力下降等	加重肝脏和内脏的负担，会导致器官功能障碍和体脂增加等
脂质	身体活动的能量来源。激素的主要合成原料和细胞膜的主要成分	● 白肉 ● 海鲜的肥肉部分 ● 坚果类 ● 乳制品 ● 食用油	● 皮下脂肪（皮下组织） ● 内脏脂肪（腹部） ● 血脂（血液）	体力和生殖功能下降、头发和血管受损、维生素缺乏等	肥胖、动脉硬化和急性心肌梗死等患病风险增加
维生素	促进三大营养素代谢，激活身体功能	● 蔬菜 ● 水果 ● 肝脏 ● 猪肉		感到倦怠和疲劳，出现皮肤粗糙、视疲劳和肌肉力量下降等问题	引起肠胃和肾脏功能障碍等
矿物质	促进酶和激素发挥作用，骨骼和牙齿的主要成分	● 海藻类 ● 海鲜类 ● 乳制品 ● 肝脏		出现骨质疏松、肩颈僵硬、头痛及贫血等症状	高血压和脑卒中等生活方式病的患病风险增加

减肥期间保证膳食纤维的摄入非常重要。

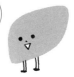

相关阅读　能量代谢：第167页

11

饮食与营养②

低血糖指数食物有利于减肥的原因

餐后血糖水平缓慢上升，胰岛素分泌作用温和

糖类是人体重要的能量来源，但如果糖类在血液中快速增加，就会提高糖尿病和肥胖的患病风险。因此，用来表示摄入食物后血糖水平上升程度的血糖指数（GI）引起人们的广泛关注。进食高 GI 食物后，血糖水平急剧上升，刺激胰岛素过量分泌，导致体内脂肪增加。与之相反，进食低 GI 食物后，血糖水平缓慢上升，胰岛素也能温和分泌。研究表明，用餐时先食用低 GI 食物可以避免血糖水平快速上升。但是，GI 根据食材搭配不同和烹饪方式不同会发生较大变化，因此不应过分依赖该指数。

血糖升高导致肥胖的原因

血糖水平增幅过大，会刺激胰岛素分泌，从而加速人体的脂肪合成并导致暴饮暴食。为防止这些情况发生，需要将血糖控制在较稳定的水平。

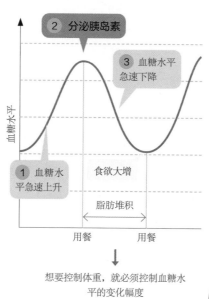

1 进食后血糖水平升高

空腹状态下血糖处于较低水平，大量摄取糖类会使血糖水平急剧上升

2 分泌胰岛素

当血糖水平过高时，人体会分泌胰岛素来降低血糖水平。胰岛素能促进脂肪合成，增加体脂

3 血糖水平下降

在胰岛素的作用下，血糖水平骤降会使人产生饥饿感，导致暴饮暴食

想要控制体重，就必须控制血糖水平的变化幅度

↓

以低 GI 食物为宜

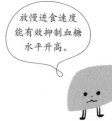

放慢进食速度能有效抑制血糖水平升高。

常见食物的血糖指数

血糖指数是表示餐后血糖水平上升程度的指标。下面将介绍一些常见食物的血糖指数。

	低GI食物（GI≤55）	中GI食物（GI：56~69）	高GI食物（GI≥70）
谷类和薯类	糙米、粗粮、荞麦面、全麦面包、黑麦面包、全麦燕麦片	乌冬面、意大利面、面包卷、牛角面包、烤红薯、炸薯条	面包、法式面包、玉米片、白米饭、年糕、炖土豆、烤土豆
蔬菜类	大部分蔬菜 	南瓜、煮玉米	胡萝卜
水果类	苹果、葡萄柚、梨、樱桃、桃子、草莓	西瓜、葡萄、橙子、菠萝、香蕉、猕猴桃、蜜瓜等	葡萄干
肉类、海鲜类	大部分肉类、海鲜类	竹轮（圆筒状鱼肉卷）	
蛋类、乳制品	奶酪、无糖酸奶、黄油、牛奶、鸡蛋等	冰激凌	炼乳
豆类	炸豆腐、豆腐、豆渣、纳豆、黄豆、毛豆、豆浆、花生等	豆沙、豆泥	
点心类	黑巧克力	爆米花、薯片、牛奶巧克力	糖果、蛋糕、饼干
调味料	大多数调味料 		糖类调味品、蜂蜜、枫糖浆

近年来受关注的蛋白质补充剂是什么

快速补充蛋白质的营养补充剂

蛋白质补充剂一词，原意为蛋白质，现多指以蛋白质为主要成分的营养补充剂。营养补充剂是指将某种成分浓缩在片剂或胶囊中的食品。和氨基酸补充剂一样，蛋白质补充剂也是一种补充剂。

蛋白质补充剂可以分为乳清蛋白、酪蛋白和大豆蛋白补充剂三种。乳清蛋白和酪蛋白是从牛奶中提取的蛋白质，而大豆蛋白则是从大豆中提取的蛋白质。氨基酸补充剂通过提供蛋白质的最小单位氨基酸，可以快速补充训练和运动中消耗的必需氨基酸。

营养补充剂的优点

营养补充剂不仅可以让人体轻松摄取营养素，还有许多其他优点。

服用便捷

很多营养补充剂是片剂或胶囊，可以随时随地快速服用。

不摄入多余能量

服用营养补充剂只摄取想要的营养素，而无须摄入多余的糖类和脂质。

只补充想要的营养素

可以有针对性地补充缺乏的营养素和希望增加摄入的营养素。

消化吸收迅速

消化和吸收的速度快于食物，在身体疲劳时能够快速补充营养。

蛋白质补充剂和氨基酸补充剂的区别

蛋白质补充剂和氨基酸补充剂都属于营养补充剂，但服用目的有所不同。了解二者各自的功效并在正确的时间服用，才能发挥其作用。

	蛋白质补充剂	氨基酸补充剂
蛋白质含量	多	较少（不同产品含量不同）
服用目的	摄取蛋白质	快速补充人体必需氨基酸
作用	提供肌肥大的原料	抑制肌肉分解，消除疲劳，促进肌肥大
消化和吸收	1～8小时	大约30分钟
服用时间	• 训练开始前1小时 • 训练结束前1小时（长时间训练） • 训练结束后马上服用	• 训练开始前30分钟 • 训练结束前30分钟 • 起床后马上服用 • 训练期间（不同产品服用的时间有所不同）

蛋白质补充剂的种类

蛋白质补充剂大致分为三种。乳清蛋白最为常见，蛋白质含量在70%～90%，具体取决于产品。

	乳清蛋白	酪蛋白	大豆蛋白
特点	富含支链氨基酸等必需氨基酸，它是肌肉的能量来源且消化吸收快、效率高	防止肌肉分解，持续提供蛋白质的时间更长，但遇到胃酸容易形成凝固物	提升基础代谢率，有效降低胆固醇和中性脂肪水平
消化和吸收时间	1～2小时	6～8小时	5～7小时
服用时间	运动前后、起床后	起床后、睡觉前	起床后、睡觉前
原料来源	约占牛奶等动物蛋白的20%	约占牛奶等动物蛋白的80%	大豆等植物蛋白
推荐人群	希望增加肌肉体积和力量的人群	希望缓解肌肉疲劳并提高肌肉恢复能力的人群	减脂的同时还能保持身材曲线的人群，同样适用于不爱喝牛奶的人

氨基酸补充剂的种类

氨基酸补充剂分为必需氨基酸补充剂和非必需氨基酸补充剂。大部分综合氨基酸补充剂包含必需氨基酸与特定氨基酸。

必需氨基酸	非必需氨基酸
人体不易合成的氨基酸，需要通过饮食和营养补充剂来补充	人体能合成的氨基酸

必需氨基酸：
- 赖氨酸
- 甲硫氨酸
- 苯丙氨酸
- 苏氨酸
- 组氨酸

支链氨基酸
- 缬氨酸
- 亮氨酸
- 异亮氨酸

非必需氨基酸：
- 丙氨酸
- 精氨酸
- 天冬氨酸
- 丝氨酸
- 谷氨酸
- 甘氨酸
- 脯氨酸
- 半胱氨酸

永久性脱毛是一种医疗行为

永久性脱毛是一种处理多余毛发的方法，是通过激光破坏毛根，使毛发失去再生能力的一种医疗行为。尽管包含"永久"一词，但美国电学协会将脱毛结束后一个月内毛发再生率低于20%定义为永久性脱毛。

诸多染发方法中，最为常见的是使头发内部发生化学反应的染发剂染发。除此之外，还有分解黑色素以漂白发色的漂白剂染发，以及在头发表面涂抹染料的酸性护理染发。

医疗激光脱毛的原理

医疗激光脱毛使用一种特殊激光，照射到皮肤上的黑色毛发部位时产生能量，从而达到永久性阻止毛发生长的效果。

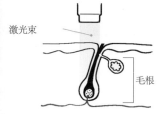

激光束

毛根

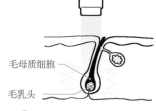

毛母质细胞

毛乳头

1 激光照射

用激光照射剃毛后的皮肤，激光会对皮肤中的黑色素产生反应，向毛发聚集能量

2 破坏毛根组织

毛乳头、毛母质细胞等毛根组织被能量破坏

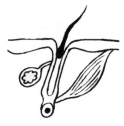

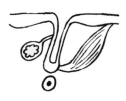

3 毛发脱落

毛根组织被破坏后，一两周内毛发便会脱落

4 毛根组织坏死，毛发无法生长

被破坏的组织不能再生，因此毛发不再生长

染发剂染发、漂白剂染发和酸性护理染发的区别

染发有许多方式，每种方式的显色度、持色度及对头发的损伤程度都不同。除以下三种方式之外，还有可以直接用洗发水洗掉颜色的彩色发胶等。

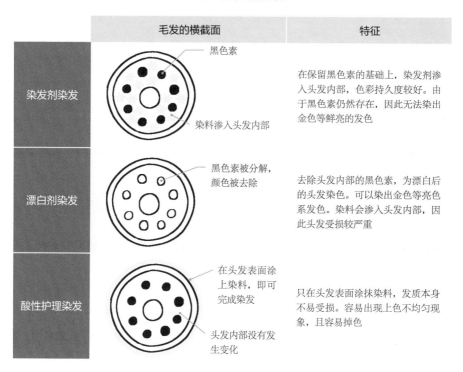

	毛发的横截面	特征
染发剂染发	黑色素 ◦ 染料渗入头发内部	在保留黑色素的基础上，染发剂渗入头发内部，色彩持久度较好。由于黑色素仍然存在，因此无法染出金色等鲜亮的发色
漂白剂染发	黑色素被分解，颜色被去除	去除头发内部的黑色素，为漂白后的头发染色。可以染出金色等亮色系发色。染料会渗入头发内部，因此头发受损较严重
酸性护理染发	在头发表面涂上染料，即可完成染发 头发内部没有发生变化	只在头发表面涂抹染料，发质本身不易受损。容易出现上色不均匀现象，且容易掉色

烫发的原理

即使被水浸湿，烫过的头发仍然能够保持波浪、卷曲或直发的状态。烫发是利用一种被称为半胱氨酸结合的结构来保持头发强度和弹性的方法。

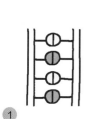 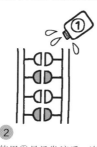 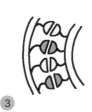 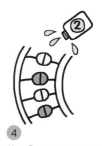

①	②	③	④
烫前的头发被一种叫半胱氨酸的氨基酸结合在一起，保持一定的形状和弹性	使用①号烫发液后，连接两个半胱氨酸的二硫键发生断裂	用卷发杠等将头发卷起，以达到所需的波浪或卷度效果。如果是直发烫，那么将头发拉直即可	使用②号烫发液。半胱氨酸重新结合在一起，烫发完成

真的只有年轻人才会长痘吗

青春痘和脓疱的致病菌相同

人们通常说的青春痘，在医学上是一种叫寻常性痤疮的皮肤疾病。毛发根部的毛囊和皮脂腺发生炎症反应，多发于面部、胸部和背部等部位。青春期皮脂分泌过度，使毛孔堵塞从而导致痤疮产生。青春期过后，多数人在20岁前后，青春痘的发病率会降低。

与青春痘相似，同源致病菌引起的脓疱样痤疮也是一种皮肤疾病，多发生于青春期后。生活不规律、精神压力大、自主神经紊乱和激素紊乱都是诱因。这种痤疮的特征是在同一患处反复出现，很难治愈。

青春痘的形成过程

最初是毛孔堵塞。毛孔堵塞后，痤疮丙酸杆菌等各种细菌滋生，引发炎症，最终形成青春痘。

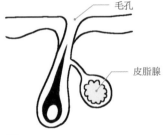

① 毛孔深处有分泌皮脂的皮脂腺，正常情况下毛孔会分泌适量的皮脂

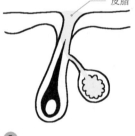

② 老旧角质和皮脂等堆积在皮肤表面，导致毛孔堵塞

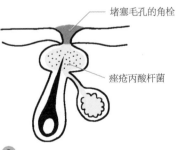

③ 毛孔堵塞会使皮脂堆积在皮下，滋生以皮脂为营养源的痤疮丙酸杆菌等细菌

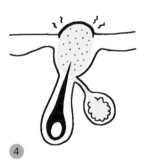

④ 不断繁殖的痤疮丙酸杆菌等细菌产生免疫反应引起皮肤炎症，最终导致毛孔外侧肿胀形成青春痘

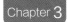

青春痘和脓疱的区别

青春痘和脓疱的症状和致病菌相同。尽管如此，随着年龄的增长，痤疮常出现的位置及身体状态等都发生了改变，因此需要使用不同的处理方法。

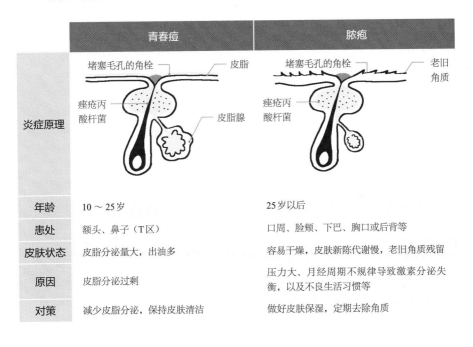

	青春痘	脓疱
炎症原理		
年龄	10～25岁	25岁以后
患处	额头、鼻子（T区）	口周、脸颊、下巴、胸口或后背等
皮肤状态	皮脂分泌量大，出油多	容易干燥，皮肤新陈代谢慢，老旧角质残留
原因	皮脂分泌过剩	压力大、月经周期不规律导致激素分泌失衡，以及不良生活习惯等
对策	减少皮脂分泌，保持皮肤清洁	做好皮肤保湿，定期去除角质

干性皮肤的种类

说到干性皮肤，人们就会想到干燥、粗糙。然而，有的人从表面上看是油性皮肤，实则皮肤内部非常干燥。这就是人们常说的外油内干皮肤。

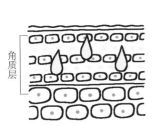

保湿后的皮肤

角质层中水分和油分比例平衡

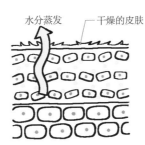

干性皮肤

缺乏油脂会破坏细胞，皮肤内的水分容易蒸发，最终导致皮肤水分和油分不足

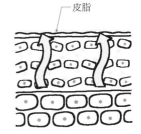

外油内干的混合性皮肤

角质层细胞遭到破坏，分泌皮脂以防止水分蒸发，最终导致皮肤内部缺水

头发稀疏的不只是男性

男性是部分稀疏，女性是整体稀疏

头发稀疏往往被认为是男性特有的症状，事实上女性也会出现这种情况。不规律的生活方式和不良饮食习惯等都可能导致男女头发稀疏，男女的根本差异在于激素分泌不同，导致稀疏程度和症状也有所不同。

男性头发稀疏大多是由于雄激素中的双氢睾酮削弱了毛囊细胞活性，导致特定部位的头发脱落。女性头发稀疏很大程度上是激素分泌紊乱造成的。尽管较少脱发，但女性头发变细、发量减少——头发整体体量减少，就会露出头皮。

头发稀疏是指头发密度下降

头发密度是指在一定面积上生长的头发数量。正常情况下，头发的数量也存在个体差异。头发密度下降的原因主要有三个。

头发变细

尽管头发根数没有减少，但每根头发变细就会降低头发密度

头发数量减少

每个毛孔生长的头发数量减少，头发密度随之下降

不再生发

毛囊萎缩，不再生长新的头发

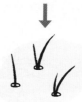

毛囊不易坏死

头发稀疏并不是因为毛囊无法生发。毛囊不会轻易失去生发功能，它会不断产生细软的小绒毛。如果这种小绒毛容易脱落或不能长粗，就会逐渐导致头发稀疏。

男性的雄激素性脱发的种类和对策

雄激素性脱发又称男性型脱发，有多种类型，其症状和程度因人而异。用字母表示，可以分为以下三种。

	M形脱发	O形脱发	U形脱发
特征	发际线两侧前额角的头发逐渐后退，从上往下看呈M形。自己可以确认脱发程度	额头至头顶部头发逐渐稀疏，从上往下看脱落部分呈O形。往往自己难以发觉	随着O形脱发不断进展，额头发际线整体后移，从上往下看脱发部分呈倒U形。头皮大面积可见
对策	用眼过度导致前额血流循环不畅是M形脱发产生的原因之一。脱发进度较其他类型缓慢，注意不要用眼疲劳	头顶部血管数量较少，导致血液循环不畅，营养难以输送至此。使用米诺地尔等药物治疗，同时保持头皮和头发清洁	不良的生活习惯、睡眠不足和精神压力大等导致自主神经失衡是其主要原因。需要全面调整并改善生活方式

女性容易整体头发稀疏

女性脱发的特点是发量整体减少，很少像男性那样只在某一部位变少。

牵引性脱发

牵拉头发会加重毛囊负担，引起头发脱落，最终导致头发稀疏。长期梳马尾辫等需要牵拉头发的发型，就会造成牵引性脱发。

分娩后脱发（产后脱发）

怀孕期间雌激素分泌旺盛不易脱发，分娩后雌激素分泌减少会导致头发脱落。

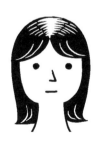

发量整体变少，发缝和发旋明显

女性弥漫性脱发

更年期前后雌激素分泌急剧减少，发量整体上逐渐变少。

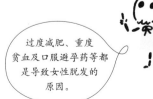

过度减肥、重度贫血及口服避孕药等都是导致女性脱发的原因。

我的
减肥经验

通过各种方法成功减重 25 千克

为了给患者提供基于个人实践经验的医学建议，我进行过一些尝试。要详细阐述这些尝试会过于冗长，总的来说，我通过实践各种方法成功减重 25 千克。我还撰写了有关减肥心得和体会的书籍，望你能予以参阅。

主编·工藤孝文

适度减肥最有效

近年来我减肥过好几次，唯一奏效的方法是适量饮食搭配适当运动。随着年龄的增长，身体越发易胖，我会在饮食中加入零卡路里的魔芋面条或吃东西时细嚼慢咽。平时勤于做家务和外出活动，也能感受到卡路里在消耗。

作家·菅原嘉子

通过力量训练减重 12 千克

我会下意识地定期调整自己的体重，由此来提高动力。我在减重巅峰时体重波动高达 12 千克。通过力量训练逐渐减掉脂肪，之后没有出现反弹。

销售·小山步

节食加运动，一个月减重 5 千克!

婚礼前一个月我开始减肥。全面断掉饮食中的糖类，回家路上步行 2 小时左右，一个月大约减重 5 千克。但也因为这个，我之前定制的婚服尺寸不合适了。

编辑·上原千穗

频繁测量体重

虽然称不上减肥，但我会频繁测量体重，并将其控制在适当范围内。对我来说，双下巴是我衡量自己是否发胖的标准。

销售·酒井清贵

养成照镜子的习惯

我没有刻意减肥过，但只要发胖一点我就很容易疲劳，所以我平时经常通过照镜子来检查身材，注意控制体重。

编辑·藤门杏子

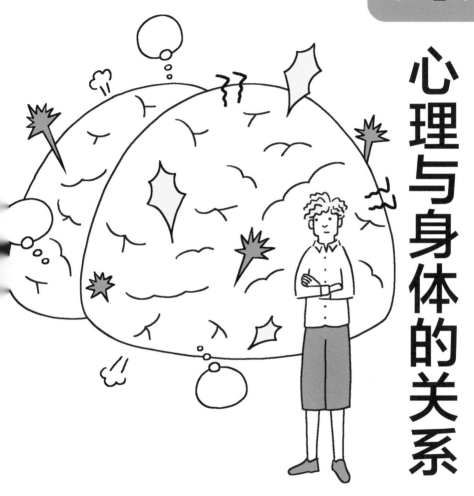

心理与身体的关系

为什么精神压力大会表现为身体上的不适呢？

这是自主神经和激素在发挥作用。

明确身体不适的根源后，就能进行自我调节，对

他人也能保持宽容的心态。

心理是大脑活动的产物，是人类生存的功能

哲学家康德认为，人类的心理活动包括认知、情感和意志三种。本书选取其中的情感部分进行探讨。

简而言之，心理是指大脑的边缘系统对外在感官刺激进行"好"或"坏"的评价，并传达给身体的功能，这对生物的生存起着极为重要的作用。但是，由于这种评价并不是有形的，所以我们无法从外部直接观察。作为其表现方式，心理的评价会通过行为举止、表情变化，以及自主神经反应和内分泌反应等身体行为表现出来。

心理产生的地方——大脑

心理本身并无实物存在，是在大脑的边缘系统和大脑新皮质错综复杂的交互作用下形成的。

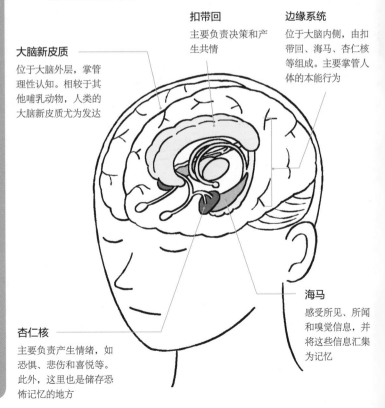

扣带回
主要负责决策和产生共情

边缘系统
位于大脑内侧，由扣带回、海马、杏仁核等组成。主要掌管人体的本能行为

大脑新皮质
位于大脑外层，掌管理性认知。相较于其他哺乳动物，人类的大脑新皮质尤为发达

海马
感受所见、所闻和嗅觉信息，并将这些信息汇集为记忆

杏仁核
主要负责产生情绪，如恐惧、悲伤和喜悦等。此外，这里也是储存恐怖记忆的地方

心理通过身体呈现不同反应

当从外界获得视听等信息刺激时，大脑会判断这种信息舒适与否。根据这种判断，身体和行为会产生相应变化。

行为变化

- 逃跑
- 大声喊叫
- 瘫软无力
- 跳起
- 爆发惊人的力量
- 语速加快

表情变化

- 瞪大眼睛
- 笑
- 紧闭双眼
- 目瞪口呆
- 移开视线
- 流泪

暂时性身体变化

- 出冷汗
- 流泪
- 心率增快
- 呼吸急促
- 体温上升
- 口渴
- 想去厕所
- 脸红
- 身体僵硬
- 腿抖
- 血压升高

长期性身体变化

- 食欲减退或暴饮暴食
- 腹泻或便秘
- 失眠
- 焦虑、烦躁
- 感到身体沉重或轻盈
- 活力下降或增强
- 头发脱落或丰盈
- 头痛、胃痛等
- 抑郁症等

你知道吗？

关于心理与身体关系的诸多理论

关于心理（本书主要指情感）和身体反应的关系，有不少理论。"中枢起源说"认为，人体先产生情感之后才产生身体反应。除此之外，"末梢起源说"认为，身体产生反应后才产生情感。还有认为大脑先根据身体反应的原因进行判断，从而决定情感的"双重因素说"等说法。

心理活动在
身体上的表现真是
多种多样！

心理发出指令，身体开始行动

快乐时身体感到轻盈，不安时行动变得迟缓，心理状态和身体反应有着密切的关系。这是因为心理，也就是情感，在向身体发出指令。大脑中负责产生情感的杏仁核可瞬间判断所见所闻是否符合自身喜好。如果判断结果为"喜欢"，那么会产生快乐等正面情感；如果判断为"不喜欢"，那么会产生害怕等负面情感。这些情感向身体发出相应的反应和行为指令。该指令通过下丘脑传递至自主神经和内分泌系统，引起流泪、出汗、发抖、食欲增强或减退等身体反应。

🔬 心理与身体的关系

下图展示了心理与身体之间的关系。假定向身体发出指令的大脑由负责认知的头脑和负责情感的心理组成，头脑基于曾经的经验判断事物，而心理则是根据当时的状态产生的真实感受。

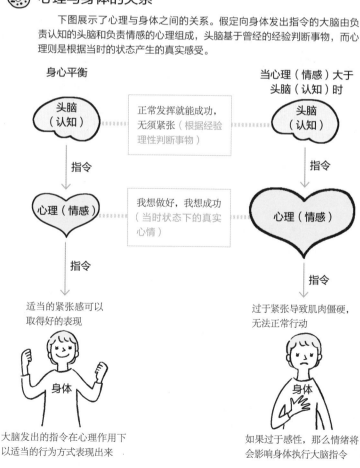

身心平衡

头脑（认知）

正常发挥就能成功，无须紧张（根据经验理性判断事物）

指令

心理（情感）

我想做好，我想成功（当时状态下的真实心情）

指令

适当的紧张感可以取得好的表现

身体

大脑发出的指令在心理作用下以适当的行为方式表现出来

当心理（情感）大于头脑（认知）时

头脑（认知）

指令

心理（情感）

指令

过于紧张导致肌肉僵硬，无法正常行动

身体

如果过于感性，那么情绪将会影响身体执行大脑指令

心理状态如何支配身体表现

边缘系统和大脑新皮质产生心理活动，并将其传递至下丘脑。下丘脑通过延髓和脊髓向自主神经系统发出进一步指令，或经垂体向内分泌系统发出指令，身体即产生相应表现。

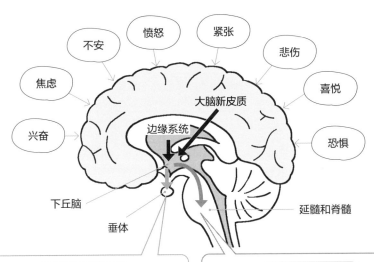

内分泌系统

在垂体指令下分泌的激素溶于血液后被送到全身各处。到达身体各处后，以小时或天为单位，缓慢地作用于全身

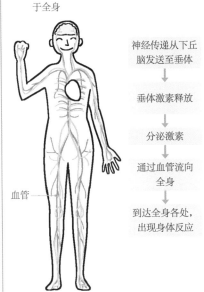

神经传递从下丘脑发送至垂体

↓

垂体激素释放

↓

分泌激素

↓

通过血管流向全身

↓

到达全身各处，出现身体反应

血管

自主神经系统

神经递质经延髓和脊髓传递至身体各部位的周围神经，以秒或分钟为单位迅速表现为身体行为

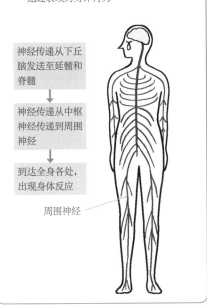

神经传递从下丘脑发送至延髓和脊髓

↓

神经传递从中枢神经传递到周围神经

↓

到达全身各处，出现身体反应

周围神经

自主神经是心理状态的加速器和制动器

控制身体的两种自主神经

自主神经不间断地掌控着人体内脏器官和代谢等身体功能。自主神经主要有两种，一种是使身心活跃的交感神经，另一种是使身心休息的副交感神经。交感神经发挥加速器的作用，而副交感神经发挥制动器的作用，人体心理和身体状态的变化取决于这两种自主神经的作用方式。当交感神经占主导地位时，血压上升，心率加快，工作和运动表现容易提高。当副交感神经占主导地位时，血压下降，心率放慢，身体状态不再活跃，但心情平静，可以休息和缓解疲劳。

两种自主神经的工作时间

交感神经和副交感神经具有相互调节的作用，根据身体需求激活相应的神经。通常白天交感神经兴奋，晚上副交感神经兴奋。

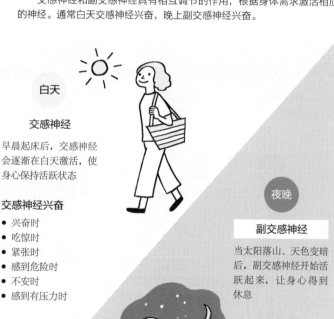

白天

交感神经

早晨起床后，交感神经会逐渐在白天激活，使身心保持活跃状态

交感神经兴奋

- 兴奋时
- 吃惊时
- 紧张时
- 感到危险时
- 不安时
- 感到有压力时

夜晚

副交感神经

当太阳落山、天色变暗后，副交感神经开始活跃起来，让身心得到休息

副交感神经兴奋

- 睡觉时
- 餐后
- 沐浴时
- 听到悦耳的音乐时
- 舒缓拉伸时
- 放松时

心理变化引起的自主神经和身体的变化

当人体兴奋或放松时，哪一种自主神经会被激活，又会给身体带来什么样的变化？

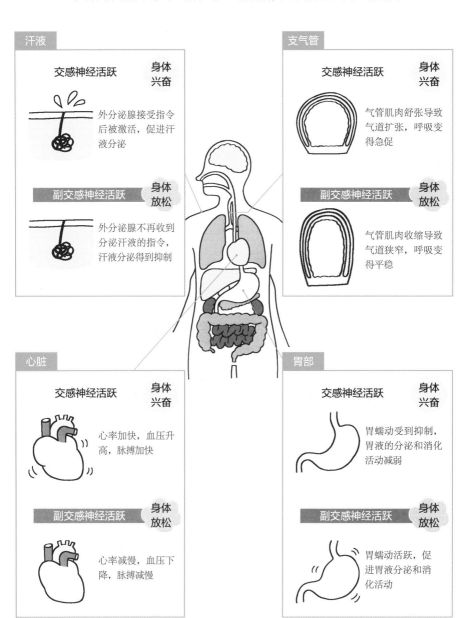

汗液

交感神经活跃　**身体兴奋**

外分泌腺接受指令后被激活，促进汗液分泌

副交感神经活跃　**身体放松**

外分泌腺不再收到分泌汗液的指令，汗液分泌得到抑制

支气管

交感神经活跃　**身体兴奋**

气管肌肉舒张导致气道扩张，呼吸变得急促

副交感神经活跃　**身体放松**

气管肌肉收缩导致气道狭窄，呼吸变得平稳

心脏

交感神经活跃　**身体兴奋**

心率加快，血压升高，脉搏加快

副交感神经活跃　**身体放松**

心率减慢，血压下降，脉搏减慢

胃部

交感神经活跃　**身体兴奋**

胃蠕动受到抑制，胃液的分泌和消化活动减弱

副交感神经活跃　**身体放松**

胃蠕动活跃，促进胃液分泌和消化活动

自主神经与心理状态的关系②

精神压力与自主神经的关系

精神压力大会导致自主神经紊乱

交感神经是身心的加速器，而副交感神经是身心的制动器。两种自主神经平衡运作，为我们的健康提供支持。如果其中一种自主神经过度活跃，打乱了两者的平衡，就会导致身体出现各种不适。精神压力大是导致自主神经紊乱的主要原因之一。压力会引起交感神经过度活跃，使身心兴奋以应对挑战。如果这种状态长期持续（压力持续积累），那么副交感神经就会受到抑制，导致食欲下降、疲劳恢复迟缓，从而引发各种身体疾病。

为什么一紧张就想去厕所

一紧张就有尿意，是因为紧张造成的精神压力会破坏自主神经平衡，进而引起膀胱收缩。

紧张时	放松时

好想去厕所！

收缩	松弛
膀胱	膀胱

交感神经活跃

膀胱肌肉收缩，无法储存尿液，因此更容易感到尿意

副交感神经活跃

膀胱肌肉松弛，能储存大量尿液。睡眠时能长时间不上厕所，也是因为副交感神经处于活跃状态

自主神经紊乱时身体出现的症状

自主神经失衡，即交感神经和副交感神经之一过于活跃或二者无法正常协作发挥作用，身体各器官就会表现出不适。

肌肉

肌肉中的血管得不到充足的血液供应，导致肌肉收缩、僵硬，就会出现肌肉酸痛、四肢麻木和冰凉的症状。

肠胃

肠胃消化功能失常，出现便秘、腹泻、因胃酸分泌过多导致的胃痛等。

心脏

长期处于高压状态，交感神经持续亢进，会使血压升高、心率增快，最终导致心悸和心律失常。

肺、气管及支气管等呼吸系统

呼吸变浅，容易感到胸闷及气短。高度紧张的精神压力还会引发过度通气综合征。

生殖器官

男性出现勃起功能障碍，女性月经周期紊乱、经前期综合征症状加重。常伴有性欲低下。

眼和耳

长期处于高压状态，交感神经持续亢进，泪液分泌减少，导致干眼症；耳朵的血管收缩，血液循环恶化，引起耳鸣。

全身

副交感神经过于活跃，导致日间乏力、嗜睡、头昏脑涨等症状。

心理状态

具有减压作用的激素无法正常分泌，导致出现抑郁、不安、焦虑和烦躁情绪。

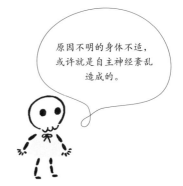

原因不明的身体不适，或许就是自主神经紊乱造成的。

你知道吗？

现代人容易出现交感神经亢进

在这个充满压力的时代，人们的交感神经容易过度亢进。为使自主神经处于平衡状态，不应仅抑制交感神经或仅刺激副交感神经，而应适度同时提升两者的功能。

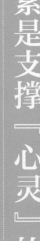

激素是支撑『心灵』的物质

情感促进激素分泌

与自主神经相同，激素也会根据情绪变化在身体各个部位分泌。例如，当你感到紧张时，身体就会分泌激素促使心脏泵出更多的血液，提高血糖水平，从而使身体活跃起来。

这些激素之所以分泌，是因为产生激素的垂体和甲状腺等内分泌腺受到了情感刺激。血液将激素转运至靶细胞发挥作用，产生各种身体反应并影响情绪。

心理变化促进激素分泌和发挥作用

人体在感到紧张时，会心跳加速并大量出汗。这是激素激活交感神经后做出的身体反应。

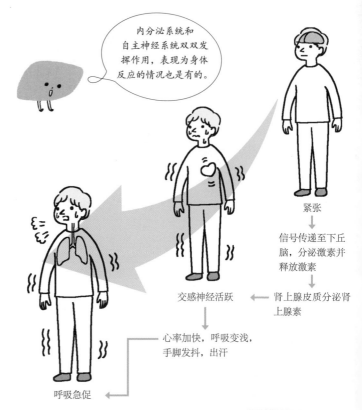

内分泌系统和自主神经系统双双发挥作用，表现为身体反应的情况也是有的。

紧张

信号传递至下丘脑，分泌激素并释放激素

肾上腺皮质分泌肾上腺素

交感神经活跃

心率加快，呼吸变浅，手脚发抖，出汗

呼吸急促

相关阅读 激素：第56页

与心理有关的各种激素

人体内多个器官都能分泌激素。激素分泌和心理是双向影响的，一种是心理变化促使激素分泌，另一种则是激素分泌影响心理变化。

脑分泌的激素

多巴胺

又称快乐激素

在沉迷于某个爱好、恋爱、感到快乐兴奋时分泌，能够带来成就感、愉悦感和快感

β-内啡肽

又称脑内毒品

当肌肉过度疲劳、身体疼痛或面临巨大压力时，分泌量增加，并带来高涨的情绪和幸福感

催产素

又称爱情激素

与亲密的人进行拥抱等肢体接触时释放，能够刺激女性乳汁分泌，使人获得幸福感，还有美容护肤和减肥的作用

肠道分泌的激素

5-羟色胺

又称幸福激素

沐浴日光、运动、调节肠道环境等都会增加5-羟色胺的分泌，有安神、减压和放松的功效

胃分泌的激素

胃促生长素

又称饥饿激素

当身体感到能量不足时，胃分泌该激素，使人感到饥饿，增进食欲

肾上腺皮质分泌的激素

肾上腺素

又称战斗激素

当感到危险或兴奋时，身体就会分泌该激素。它还具有调节自主神经的作用，能够升高血压、加快心率和呼吸频率

去甲肾上腺素

又称干劲激素

当感到不安和恐惧时，身体就会分泌该激素，可以提高判断力和记忆力等，还能起到减小压力、提升干劲的作用

皮质醇

又称压力激素

在感到压力和起床时分泌，抑制因压力引起的脑功能和免疫力下降

卵巢分泌的激素

雌激素

又称女性激素或美人激素

月经结束后和排卵日之前分泌旺盛，塑造女性身材特征。保持头发和皮肤美丽，稳定自主神经，使人心情愉悦

睾丸和卵巢分泌的激素

睾酮

又称男性激素

男性在胚胎期和青春期分泌该激素，形成男性特征的肌肉和骨骼。在心理方面，可提升魄力、进取心和冒险精神等

还有许多其他的激素也会影响心理状态。

情绪也与激素有关

情绪和心态与激素分泌密切相关。例如，充满干劲和积极向上的心态由一种叫多巴胺的激素产生，而平静的心情和幸福感则通过沐浴阳光后生成的5-羟色胺产生。然而，如果人体对激素的反应异常，或者激素水平过度提高，就会导致激素依赖和抑郁症等严重情况发生。冬天发病的抑郁症，也是因为日照时间减少导致5-羟色胺分泌减少造成的，这表明激素平衡与心理平衡息息相关。

季节变化与5-羟色胺的关系

5-羟色胺又被称作幸福激素，当沐浴在清晨的阳光下时，身体就会分泌这种激素。有研究结果表明，日照时间较长的夏季和日照时间较短的冬季，5-羟色胺分泌量存在差异，由此证明冬季患抑郁症的人大多与冬季5-羟色胺分泌量减少相关。

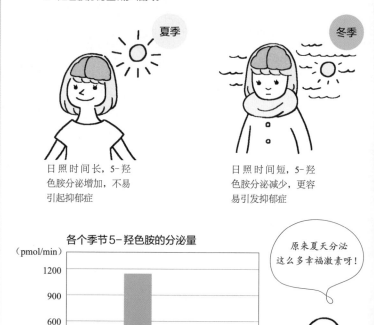

夏季

冬季

日照时间长，5-羟色胺分泌增加，不易引起抑郁症

日照时间短，5-羟色胺分泌减少，更容易引发抑郁症

各个季节5-羟色胺的分泌量

（pmol/min）

原来夏天分泌这么多幸福激素呀！

激素无法正常分泌时的身体症状

激素分泌其实是人体的一种防御反应。激素分泌过多或过少，都会导致其无法正常发挥作用从而引发身体不适。

肾上腺素分泌过多

紧张会增加肾上腺素分泌，一旦肾上腺素分泌过多，身体就会变得僵硬，无法正常活动且难以入睡。

瘦素分泌过少

睡眠不足、压力刺激及肥胖都会导致能让人产生满腹感的瘦素分泌减少，并增加胃促生长素。胃促生长素会带来饥饿感，从而增加食欲。

雌激素分泌过少

压力刺激和减肥过度都会导致雌激素分泌减少，从而引起月经不调和闭经。女性更年期时雌激素急剧减少，会出现更年期综合征。

多巴胺分泌过多

刺激性的兴奋等会增加多巴胺分泌，但分泌过量会导致渴望更多的兴奋。研究认为，赌博成瘾等与此有关。

催产素分泌过少

当亲密的行为和情感减少时，催产素分泌随之减少，这会削弱对压力的耐受力，使人感到孤独和焦虑。

褪黑素分泌过少

天黑时褪黑素分泌量增加。如果晚上一直使用智能手机，那么手机蓝光等会抑制褪黑素分泌，导致睡眠质量下降、生物钟紊乱。

香味如何促进激素分泌

芳香疗法和其他芳香物质能促进激素分泌。

1 芳香成分进入鼻腔，刺激鼻腔深处的嗅觉神经

2 刺激通过嗅觉神经转化为电信号，传递给大脑的边缘系统

3 从边缘系统传递至下丘脑

4 下丘脑向垂体发出指令，分泌一种能放松心情的激素

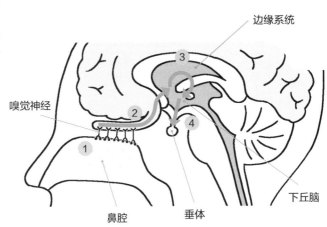

边缘系统

嗅觉神经

鼻腔　　垂体　　下丘脑

心理因素影响身体状态的科学依据

为什么会感动到起鸡皮疙瘩

人类的祖先曾长有厚厚的体毛，体毛竖起来可以隔绝冷空气使体温上升，因此起鸡皮疙瘩是人类进化遗留下来的功能。

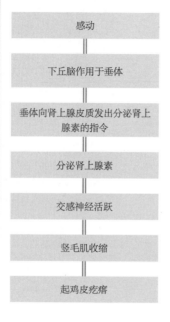

感动

下丘脑作用于垂体

垂体向肾上腺皮质发出分泌肾上腺素的指令

分泌肾上腺素

交感神经活跃

竖毛肌收缩

起鸡皮疙瘩

为什么一看到美食就流口水

当闻到和看到的东西与过去对美味的记忆相吻合时，就会流口水。这种机制被称为条件反射。

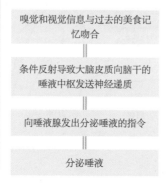

嗅觉和视觉信息与过去的美食记忆吻合

条件反射导致大脑皮质向脑干的唾液中枢发送神经递质

向唾液腺发出分泌唾液的指令

分泌唾液

为什么生气时体温会升高

人在愤怒时，交感神经活跃导致体温升高。这与生病发热导致体温升高的机制完全不同。

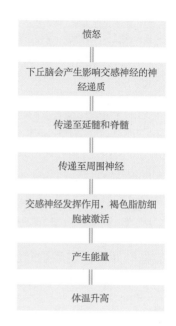

愤怒

下丘脑会产生影响交感神经的神经递质

传递至延髓和脊髓

传递至周围神经

交感神经发挥作用，褐色脂肪细胞被激活

产生能量

体温升高

为什么感到有趣就会笑

当你感到有趣时，脑会向面部神经发出指令，从而引起表情肌运动。笑是与生俱来的本领，其原因尚不清楚。

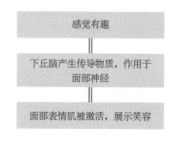

感觉有趣

下丘脑产生传导物质，作用于面部神经

面部表情肌被激活，展示笑容

为什么听到巨响身体会颤抖

听到巨响时，身体判断自己身处危险之中，交感神经会本能地启动。这就是所谓的自我保护反应。

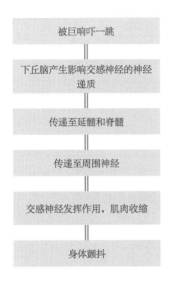

为什么越是危急关头表现越好

适度紧张能分泌去甲肾上腺素，激活人脑。

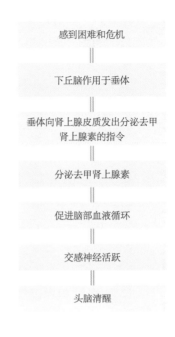

为什么一有烦恼就失眠

睡前用脑会使脑处于紧张状态，从副交感神经活跃切换到交感神经活跃。

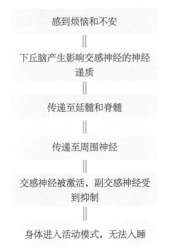

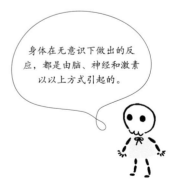

身体在无意识下做出的反应，都是由脑、神经和激素以以上方式引起的。

心理承受能力存在性别差异吗

女性易患抑郁症，男性更易过劳死

统计显示，抑郁症患病率女性较男性约高一倍。究其原因，是女性特有的月经初潮、怀孕和分娩等生理活动，以及月经期间雌激素分泌量的变化所致。雌激素不仅能促进卵巢功能，而且有稳定自主神经、提振心情的作用。因此，女性较容易出现周期性的心情起伏，但这并不意味着男性不易患抑郁症。很多男性即使出现抑郁状态也不会去医院就诊，所以男性抑郁症的诊断率较低。遇到困境时，男性往往认为自己需要更加努力，即使身心疲惫也难以启齿求助，导致其就医时已是重症。这也是男性过劳死的比例高于女性的原因。

此外，研究表明，同等精神压力下，男性比女性更容易血压升高。这是因为男性血管壁的弹性较差，轻微压力刺激就会导致血压大幅上升，增加急性心肌梗死等心血管疾病的死亡风险。

虽然男女抑郁症的患病率、过劳死人数等统计结果有所不同，但在心理抗压能力方面，男女并不存在差异。

男性更易因压力大而出现血压升高

下图展示了在承受精神压力的状态下，男女不同的血压反应。

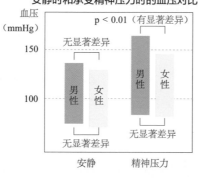

安静时和承受精神压力时的血压对比图

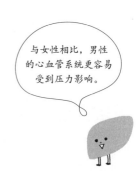

与女性相比，男性的心血管系统更容易受到压力影响。

女性的激素平衡随月经周期和年龄而变化

女性的激素平衡会随着年龄的增长而变化。女性绝经前，月经周期也会改变激素平衡。

每月女性体内两种激素的变化曲线

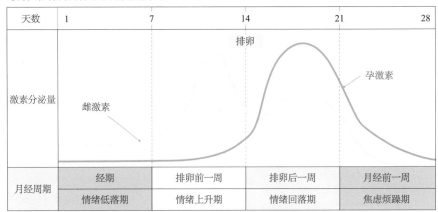

天数	1	7	14	21	28
激素分泌量				排卵 雌激素	孕激素
月经周期	经期	排卵前一周	排卵后一周	月经前一周	
	情绪低落期	情绪上升期	情绪回落期	焦虑烦躁期	

原来雌激素分泌量的变化会使女性身心状态变得不稳定呀！

各年龄段女性雌激素变化曲线

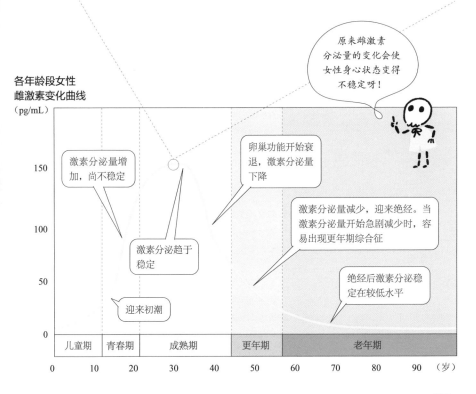

（pg/mL）

激素分泌量增加，尚不稳定

卵巢功能开始衰退，激素分泌量下降

激素分泌量减少，迎来绝经。当激素分泌量开始急剧减少时，容易出现更年期综合征

激素分泌趋于稳定

绝经后激素分泌稳定在较低水平

迎来初潮

150						
100						
50						
0	儿童期	青春期	成熟期	更年期	老年期	

| 0 | 10 | 20 | 30 | 40 | 50 | 60 | 70 | 80 | 90 | （岁） |

常规体检指标解读

	检查项目	检查说明
身体测量	身高	用于测量体重指数
	体重	用于测量体重指数
	体重指数	衡量人体肥胖程度的重要指标
	腰围	用于衡量腹部内脏脂肪堆积程度，是诊断代谢综合征的重要指标
	体脂	用于测量人体内脂肪重量占人体总重量的百分比
视力	裸眼视力	不戴框架眼镜或隐形眼镜等时所测得的视力
	矫正视力	戴框架眼镜或隐形眼镜等时所测得的视力
听力	1000Hz	检查低频听力水平
	4000Hz	检查高频听力水平
血压	收缩压（高压）	心脏收缩时血管壁承受的最大压力值，为诊断血压是否异常的指标
	舒张压（低压）	心脏舒张时血管壁承受的最小压力值，同为诊断血压是否异常的指标
脂质	总胆固醇	高密度脂蛋白和低密度脂蛋白的总数
	高密度脂蛋白	好胆固醇的数量，可作为动脉硬化的诊断指标
	低密度脂蛋白	坏胆固醇的数量，可作为动脉硬化的诊断指标
	中性脂肪	皮下组织和内脏脂肪的含量，可用于诊断代谢综合征，但这一指标的数值不稳定
	非高密度脂蛋白胆固醇	总胆固醇中除高密度脂蛋白外其他脂蛋白中含有胆固醇的总和，是诊断脂质是否异常的指标
血液	血细胞比容	红细胞在血液中所占的容积百分比。结合血红蛋白等指标，诊断是否贫血。如果低于正常值，那么提示出现贫血症状
	血红蛋白	血液中的含铁蛋白质，贫血的诊断指标。如果低于正常值，那么提示出现贫血症状。当高于正常值时，则可能出现红细胞增多症或脱水症状
	红细胞计数	高于正常值，提示红细胞增多症或睡眠呼吸暂停综合征；低于正常值，则可能有脏器出血或经期异常等情况。常作为贫血的诊断指标使用
	白细胞计数	高于正常值，提示有病原体入侵身体。可以作为观察疾病恶化或康复的指标
	血小板计数	无论高于还是低于正常值，都可能是与血液相关的疾病，如白血病、贫血等
	血清淀粉酶	胰腺和唾液腺分泌的消化酶。如果出现异常值，那么提示胰腺、肝脏、胆道、唾液腺等部位可能患有疾病

检查项目		检查说明
肝功能	谷草转氨酶	谷草转氨酶和丙氨酸转氨酶都是肝细胞内的酶，检验肝功能是否异常的指标。仅谷草转氨酶高于正常值，考虑急性心肌梗死及肌肉疾病等
	丙氨酸转氨酶	谷草转氨酶和丙氨酸转氨酶都高于正常值，可能是急性肝炎等肝功能受损引起的
	血清 γ-谷氨酰转肽酶	与肝脏解毒作用有关的酶，检验肝功能是否异常的指标。大量饮酒或有胆道疾病时高于正常值
	碱性磷酸酶	胆汁中释放的酶。高于正常值，多见于胆汁淤积等胆道疾病
	总蛋白	血液中所有蛋白质的含量。反映肝功能及肾功能情况的指标之一
	白蛋白	约占总蛋白的60%。白蛋白含量低于正常值，可能是营养状态差或肝功能下降
	总胆红素	红细胞中色素的含量。高于正常值，皮肤表现出黄疸症状，可能与肝脏或胆道疾病有关
	乳酸脱氢酶	糖转化为能量时起作用的酶含量。高于正常值，可能与白血病、急性心肌梗死或肝炎等疾病有关
糖代谢	空腹血糖	检查当日空腹测得的血糖含量。糖尿病检测指标之一
	糖化血红蛋白	表示红细胞中血红蛋白与血糖结合的比例。可以检测过去 1～2 个月的平均血糖数值。糖尿病检测指标之一
肾功能	尿酸	细胞分解后形成，正常情况下会释放到尿液中的代谢产物量。尿酸是痛风和肾衰竭的诊断标准
	肌酐	肌肉能量代谢产物之一。肌酐高于正常值，可能是肾功能受损引起的。如果只是略高于正常值，可不必过度关注
	肾小球滤过率	肾小球每分钟处理的血液量。反映肾脏病发展阶段的指标，数值越低，肾功能越差
	尿素氮	尿素中的氮成分。高于正常值，考虑是肾功能异常引起的
尿检	尿蛋白	检查尿液中蛋白质的含量。检查结果中的"−"表示阴性，"+"表示阳性。尿蛋白阳性提示肾功能异常。"±"表示可疑阳性，需要留意观察
	尿潜血	检测尿液中是否存在血液。"−"表示阴性，"+"表示阳性。如果尿潜血显示阳性，那么可能是肾脏、输尿管、膀胱或尿道出血。"±"表示可疑阳性，需要留意观察
	尿糖	检测尿液中葡萄糖的浓度。"−"表示阴性，"+"表示阳性。尿糖阳性提示有可能肾功能异常。"±"表示可疑阳性，需要留意观察
	尿胆红素	血液中的胆红素分解后，从尿液中排出。高于正常值，提示可能存在肝炎等肝功能障碍。尿液中未检出尿胆红素，可能存在胆道闭塞等情况
胸部X射线	胸部X射线	我们通常所说的X光。检查肺和心脏等是否存在异常
心电图	心电图	记录心率曲线，检查心脏状况。需要注意的是，即使出现异常，也不一定是心脏的问题

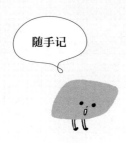

随手记

『今さら聞けない人体の超基本』

IMASARA KIKENAI JINTAI NO CHO KIHON

Copyright ©2022 Asahi Shimbun Publications Inc.

Supervised by Takafumi Kudo

Original Japanese edition published by Asahi Shimbun Publications Inc., Tokyo, Japan

Simplified Chinese edition published by arrangement with Asahi Shimbun Publications Inc.

through Japan Creative Agency Inc., Tokyo and Tongzhou Agency., China.

版权贸易合同登记号　图字：01-2023-5802

图书在版编目（CIP）数据

神奇的人体：图解人体的惊人结构 ／（日）工藤孝
文主编；李飞菲译 . -- 北京：电子工业出版社，2024.
7. -- ISBN 978-7-121-48073-7

Ⅰ . R32-49

中国国家版本馆 CIP 数据核字第 2024F7Q332 号

责任编辑：郝喜娟
特约编辑：白俊红
印　　刷：北京缤索印刷有限公司
装　　订：北京缤索印刷有限公司
出版发行：电子工业出版社
　　　　　北京市海淀区万寿路173信箱　邮编：100036
开　　本：880×1230　1/32　印张：6.875　字数：242千字
版　　次：2024年7月第1版
印　　次：2024年7月第1次印刷
定　　价：69.80元

　　凡所购买电子工业出版社图书有缺损问题，请向购买书店调换。若书店售缺，请与本社发行部联系，联系及邮购电话：（010）88254888，88258888。

　　质量投诉请发邮件至 zlts@phei.com.cn，盗版侵权举报请发邮件至 dbqq@phei.com.cn。

　　本书咨询联系方式：haoxijuan@phei.com.cn。